RECLAIMING YOUR BODY:

NOTES FROM THE DOCTOR

Dietary Weight Management

于英慧 著

体重革命——医生手记

医学科普丛书

饮食减重管理

U1008626

大连理工大学出版社
辽宁科学技术出版社

图书在版编目（CIP）数据

饮食减重管理 / 于英慧著. -- 大连 ：大连理工大学出版社 ；沈阳 ：辽宁科学技术出版社，2025. 8.（体重革命 ：医生手记 / 曲鹏主编）. -- ISBN 978-7-5685-5943-0

Ⅰ. R247.1

中国国家版本馆CIP数据核字第2025ZB2997号

饮食减重管理
YINSHI JIANZHONG GUANLI

出 版 人: 苏克治
策划编辑: 苏克治　顾　丰
责任编辑: 邵　婉
责任校对: 李宏艳
封面设计: 周　洁

出版发行: 大连理工大学出版社
（地址: 大连市软件园路80号，邮编: 116023）
电　　话: 0411-84707410　0411-84708842（营销中心）
0411-84706041（邮购及零售）
邮　　箱: dutp@dutp.cn
网　　址: https: //www.dutp.cn

印　　刷: 大连图腾彩色印刷有限公司
幅面尺寸: 145mm × 208mm
印　　张: 4.625
字　　数: 97千字
版　　次: 2025 年 8 月第 1 版
印　　次: 2025 年 8 月第 1 次印刷
书　　号: ISBN 978-7-5685-5943-0
定　　价: 45.00 元

《体重革命——医生手记》
编委会

前言

随着生活方式的改变和生活水平的提高，如今在我们身边，超重或肥胖的身影随处可见，平均每 10 人中就有 5 人被超重或肥胖困扰。据预测，到 2030 年，每 10 人中将有 7 人要承受超重或肥胖带来的身心压力。肥胖人群的急剧增长，与膳食结构、营养摄入和活动方式的变化密切相关。研究证实，高碳水化合物、重油盐的饮食习惯，久坐缺乏运动、睡眠节律紊乱等不良生活方式，以及慢性炎症、肠道菌群失衡等代谢异常都与肥胖的发生紧密相关。

肥胖不仅与糖尿病、脂肪肝、心血管疾病、高血压、高脂血症等慢性病高发有关，也与睡眠呼吸暂停综合征、某些肿瘤的发生有关。此外，部分内分泌疾病也会导致肥胖症状，如甲状腺功能减退症、库欣综合征等。即使是单纯性肥胖，如不及时干预，也可能引发胰岛素抵抗、月经不调、多囊卵巢综合征，甚至不孕不育。

相信很多减脂者都有过这样的经历：一开始满怀壮志，严格节食，每日清汤寡水，精确计算热量摄入。可没过多久，身体就开始抗议，精神萎靡不振，注意力难以集中。更糟糕的是，强烈的饥饿感如影随形，食欲无法抑制，最终难以抵挡美食的诱惑而暴饮暴食，让之前的努力付诸东流。即使靠着节食瘦下几斤，可能身体代谢陷入紊乱，基础代谢率大幅下降，减脂进入瓶颈期。此时，即便吃得很少，可体重也停滞不降，甚至稍有放松就迅速反弹，令人倍感挫败。所以说减脂远非单纯依靠节食就能大功告成。研究表明，仅靠节食减重者5年内反弹率超过80%。

减脂的核心在于科学的方法，而非盲目地挨饿！本书从减脂的不同阶段，整合临床营养学与运动生理学知识，打造一套从饮食调控、运动适配、作息优化、心理赋能、疾病干预等全方位综合考量的科学减脂体系。结合人体代谢规律与实用技巧，让每千克脂肪燃烧都有科学依据，助你告别无效减脂，轻松实现目标。

核心亮点为

◎ 分阶段减脂计划：提供3个月科学规划，每天目标清晰，从“快速启动期”到“稳固期”，循序渐进，减少反弹风险。

◎ 膳食丰富多样：3餐饮食搭配，中式家常菜、西式轻食全覆盖，让你吃饱也能瘦。

◎ 个性化饮食规划：高蛋白限能食谱、5＋2轻断食、限热量均衡食谱、控三高食谱等，可根据个人体质，选择合适的减脂方案。

◎ 每日记录与反馈：通过每日记录与反馈机制，帮助你缓解减脂过程中的焦虑情绪，增强坚持下去的信心。

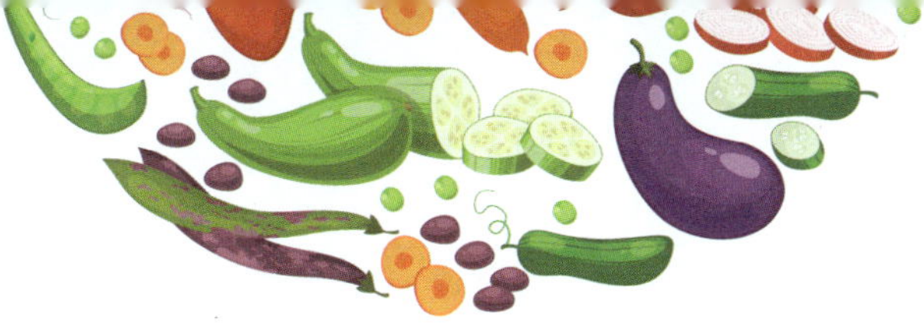

你可能已经为自己的体重问题苦恼很久，但当你翻开这本书时，我知道你已经开始关注体重这件事了，并愿意投入精力去改变自己，相信美好的改变即将开始。我想告诉你：不必为体重问题过度焦虑，此刻正在阅读的你，已经迈出了关键一步——这不是对过去的否定，而是对未来健康的郑重承诺。

真正的减脂不是与身体对抗，而是与它对话。请拒绝极端节食和盲目跟风，尤其当你患有基础疾病时，开始减脂前务必先咨询医生和营养师，需要量身定制健康方案。减脂之旅可以从点滴改变开始，如餐盘里增加 2 份蔬菜，用糙米替代精米，或者每天多走 6 000 步，又或者是学会与情绪性进食和解。这个过程可能不会轻松，你可能会遇到平台期的迷茫，也会面临饥饿的考验。但请把每个微小的坚持都看作胜利。当体检报告数据开始改善，这些都在见证你内在的力量，是你送给自己的生命礼物。

减脂无须急于求成，只要你开始有健康生活的想法，一切美好便已悄然开启。参考本书的减脂食谱，找到适合自己的减脂方法，慢慢调理自己的身体。相信自己，终会遇见更健康、更美好的自己。

著　者

2025 年 6 月

目录

第三章　精准蜕变，个性化饮食计划制订 / 085

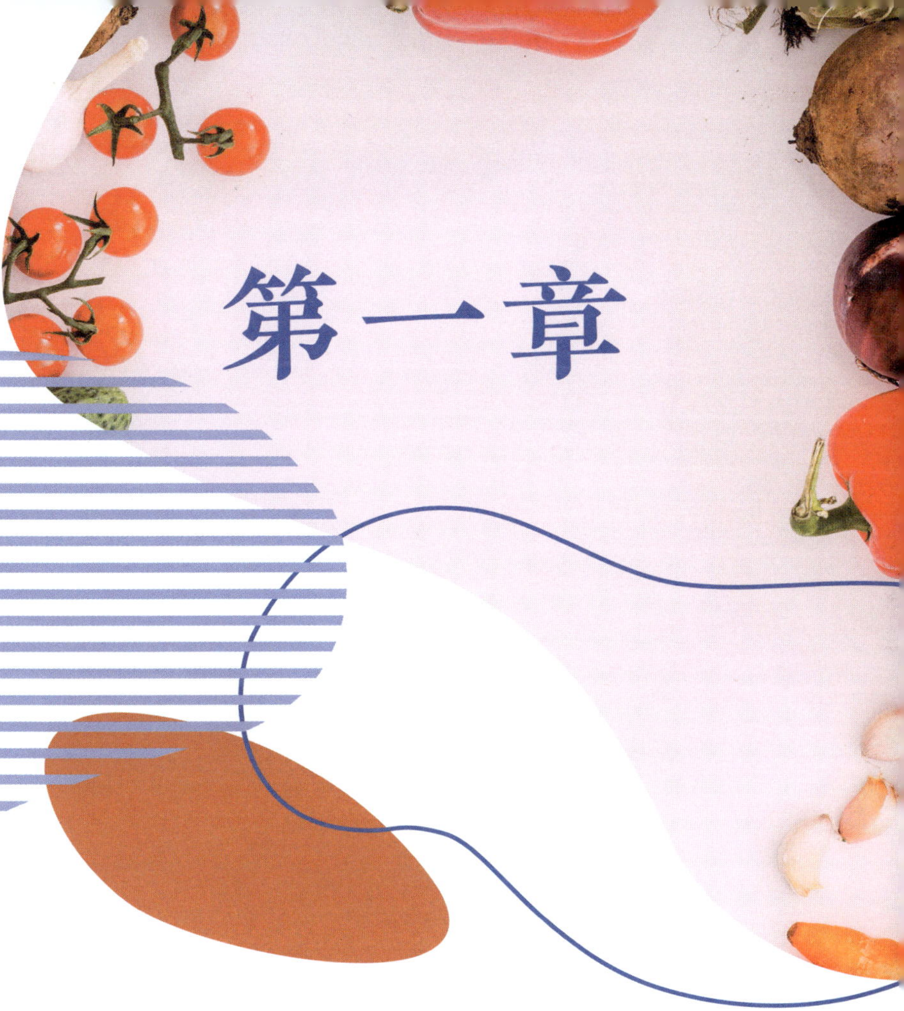

第一章

肥胖的医学本质：从体重超标到代谢紊乱的认知升级

肥胖是一种慢性代谢性疾病。近些年来，全球超重和肥胖率正快速增长，已成为威胁人类健康的严重问题。《中国居民营养与慢性病状况报告（2025）》指出，截至2025年，我国18岁以上成年人超重或肥胖比例达到38.2%。肥胖的发病机制涉及多个方面：遗传易感性、能量代谢失衡、肠道菌群紊乱、社会环境因素等。此外，肥胖还与慢性炎症、胰岛素抵抗、血脂异常等代谢紊乱密切相关。

一、从BMI到体脂率：现代医学对肥胖的评判标准更新

目前医学界判断肥胖的"黄金三角法则"为体质指数、腰围、体脂率。

1. 体质指数：全球通用的肥胖筛查指标

体质指数（body mass index, BMI）的概念最早由比利时统计学家凯特勒（Quetelet）于19世纪中期提出，后被世界卫生组织采纳为国际通用的肥胖筛查指标。BMI是衡量个体体重与身高之间关系的指标，是评估全身性肥胖的通用标准。BMI的局限性主要体现在其无法区分脂肪和肌肉的含量，导致肌肉含量高的人可能被误判为肥胖，而实际上他们可能健康状况良好，例如运动员或健身爱好者。此外，BMI也无法区分内脏脂肪和皮下脂肪的分布，而内脏脂肪对健康的危害更大。

BMI的计算公式为

$$BMI = 体重（kg）/ 身高的平方（m^2）$$

成人（18 岁及以上）体重分类见表 1。不同 BMI 值对应的体型变化如图 1 所示。

表 1　成人（18 岁及以上）体重分类

分类	BMI 值 /(kg/m^2)
体重过低	BMI<18.5
体重正常	18.5 ≤ BMI ＜ 24.0
超重	24.0 ≤ BMI ＜ 28.0
肥胖	BMI ≥ 28.0

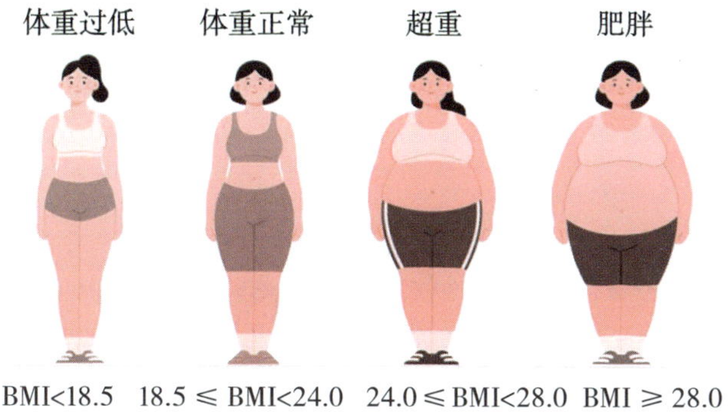

图 1　不同 BMI 值对应的体型变化（BIM 的单位为 kg/m^2）

示例：女性，体重 65 kg，身高 1.6 m，则

$$BMI=65/(1.6\times1.6)\approx 25\ kg/m^2,$$

该名女性超重。

2. 腰围：中心型肥胖的核心指标，内脏脂肪的“报警器”

腰围比 BMI 更直观。BMI 虽然常用，但它无法区分脂肪和肌肉的分布。相比之下，腰围能更直接地反映腹部脂肪的堆积情况，是体重管理中不可或缺的指标。国际糖尿病联盟将腰围作为评估中心型肥胖的重要指标之一，后来中国疾病预防控制中心根据亚洲人群特征调整了腰围标准，如果成年男性腰围≥ 90 cm、成年女性腰围≥ 85 cm，则属于中心型肥胖（表 2）。腰围超标者即使 BMI 正常，糖尿病、心血管疾病风险仍显著升高。

表 2　成人（18 岁及以上）中心型肥胖分类

分类	腰围值 /cm
中心型肥胖前期	85 ≤男性腰围 <90 80 ≤女性腰围 <85
中心型肥胖	男性腰围≥ 90 cm 女性腰围≥ 85 cm

测量方法：被测量者取站立位，两眼平视前方，自然均匀呼吸，腹部放松，两臂自然下垂，双足并拢。取腋中线上肋弓下缘和髂嵴连线中点的水平位置（图 2）。用软尺围绕身体一周，平静呼气末读数。取两次测量的平均值。

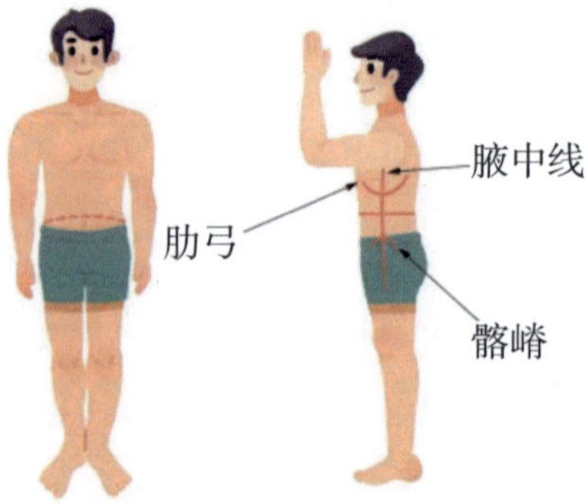

图 2　腰围的测量方法

3. 体脂率：精准判定脂肪含量的“黄金尺”

体脂率是人体内脂肪重量占总体重的比例，又称体脂百分数，用于衡量人体内脂肪含量的高低。它比单纯依靠体重或 BMI 更能反映身体的健康状态，因为同样体重的人可能因体脂率不同而呈现不同的体形，存在不同的健康风险。

测量方法：体脂率最常用的检测方法是利用人体成分分析仪（图 3）测量，可同时获取肌肉量、水分含量等指标。

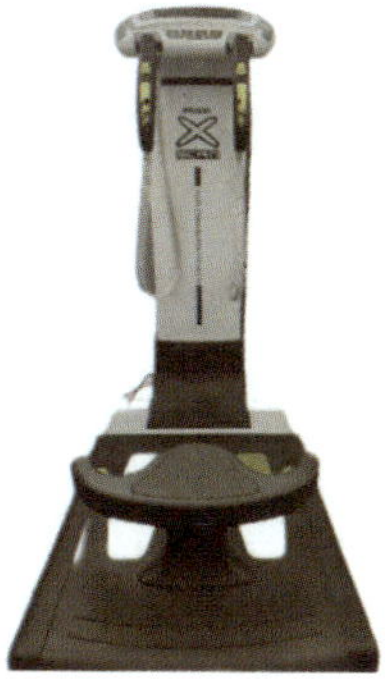

图 3　人体成分分析仪

你的体脂率健康吗？

男性的体脂率在 15% ～ 20% 为健康，体脂率＞ 20% 为肥胖；

女性的体脂率在 25% ～ 30% 为健康，体脂率＞ 30% 为肥胖。

运动员的体脂率与运动项目有关。一般男运动员的体脂率为 7% ～ 15%，女运动员的体脂率为 12% ～ 25%。

体脂率并不是越低越好。体脂率过低会影响健康。女性体脂率长期低于 17% 即会出现月经紊乱。女性体脂率低于 12%，则闭经、骨密度下降及雌激素缺乏相关症状风险显著增加。男性体脂率长期低于 3%，则不育、肌肉流失、免疫力降低等风险显著增加。

4. 内脏脂肪：潜伏在腹腔深处，是健康的“隐形杀手”

内脏脂肪（图 4）是围绕在肝脏、胰腺、肠道等器官周围的脂肪组织。过多的内脏脂肪堆积会引发代谢紊乱、炎症反应等健康问题。内脏脂肪超标导致糖尿病风险增加 3 倍，心脏病风险增加 2 倍，脂肪肝风险增加 5 倍。

内脏脂肪面积≥ 100 cm^2 即定义为内脏脂肪型肥胖。

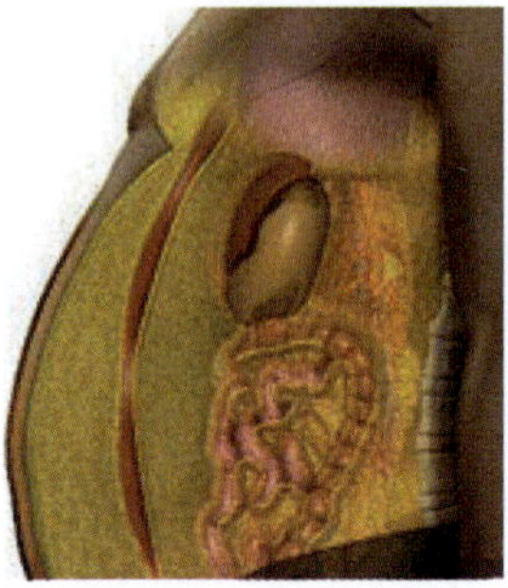

图 4　内脏脂肪

当内脏脂肪过量时，会显著加剧胰岛素抵抗与代谢紊乱，致病风险远高于同等质量的皮下脂肪。不仅如此，内脏脂肪堆积还会降低机体对胰岛素的敏感性，显著增加 2 型糖尿病的发病风险。与此同时，若过多脂肪在肝细胞内蓄积，不仅会挤压肝细胞、阻碍其正常代谢功能，还会促使肝脏释放炎症因子，引发慢性低度炎症，进而导致肝脏解毒能力下降、维生素合成受阻，甚至出现转氨酶升高。值得注意的是，通过减少内脏脂肪、抗炎和改善胰岛素抵抗，可显著改善甚至逆转早期脂肪肝，并降低心血管疾病的发生与进展风险。

二、减脂重启代谢：逆转慢性病进程

1. 慢性病之源多有肥胖，每胖 10 斤，疾病风险飙升 20%

当体脂率上升、腰围变粗时，你需要正视的并非单纯的体重数字，而是潜藏在未来数十年间的健康隐患。科学数据显示，超重不仅是心血管疾病、糖尿病、癌症等慢性病的风险因素，还与肝病、肾病、肌肉骨骼疾病、慢性呼吸系统疾病的发病风险密切相关，并可能加剧神经系统疾病（如痴呆症、阿尔茨海默病）及精神健康问题（如抑郁症）。

在肥胖状态下，脂肪细胞因能量过剩而异常肥大，导致缺氧和细胞应激，促使缺氧诱导因子激活，加速炎症因子释放，形成“代谢—炎症—癌症”轴，这会使结直肠癌风险增加 35%。另外，内脏脂肪释放的游离脂肪酸和炎症因子会抑制胰岛素受体信号传导，导致肝脏 / 肌肉糖脂代谢异常，最终引发 β 细胞衰竭，2 型糖尿病风险上升约 20%。

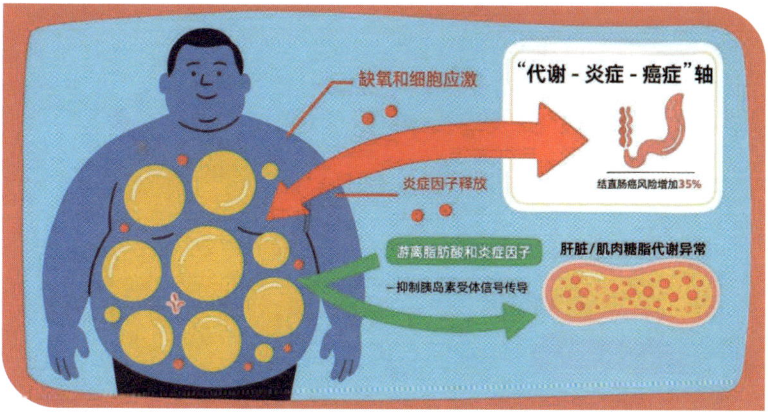

图 5　肥胖状态下形成“代谢—炎症—癌症”轴

表 3 呈现了与脂肪肝、癌症、心血管疾病、2 型糖尿病发病风险紧密相关的 8 大关键因素。值得注意的是，超重是这几种疾病共有的核心危险因素，因此减脂不仅是对身材的管理，更是从源头阻断疾病的发生与发展。

表 3　与疾病风险紧密相关的 8 大关键因素

排序	脂肪肝	癌症	心血管疾病	2 型糖尿病
1	超重	吸烟	高钠饮食	超重
2	高糖高脂饮食	酗酒	超重	加工肉类高摄入
3	酗酒	超重	高糖饮食	体育锻炼不足
4	蛋白质摄入不足	红肉高摄入	蔬菜水果摄入不足	全谷物摄入不足
5	久坐不动	全谷物摄入不足	坚果类摄入不足	红肉高摄入
6	蔬菜摄入不足	高钠饮食	Omega-3 脂肪酸不足	含糖饮料高摄入
7	饮食不规律	蔬菜水果摄入不足	全谷物摄入不足	酗酒
8	膳食纤维摄入不足	体育锻炼不足	体育锻炼不足	蔬菜水果摄入不足

2. 减脂 5% 就能重启代谢，有效改善健康状况

医学研究表明，超重者仅需减脂 5%，就能在降血糖、改善心血管代谢、降低癌症风险等方面获得显著益处（图 6）。若减脂达到 10% 以上，对代谢的改善效果更为明显，这一点在肥胖人群或患有合并症的成人中尤为突出。

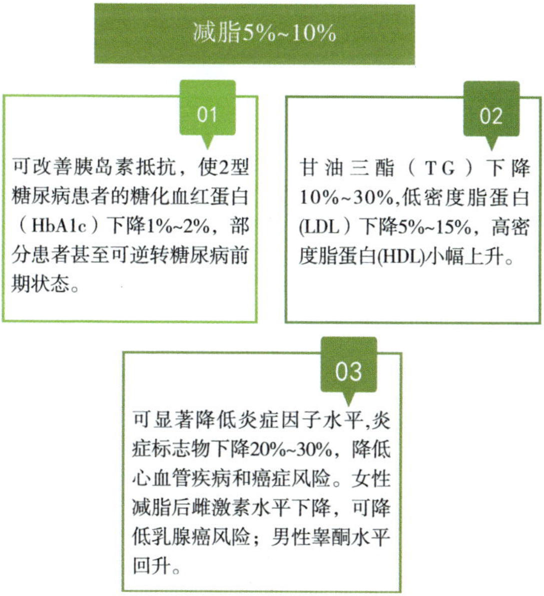

图 6　减脂 5%~10% 的三大益处

三、为什么总管不住嘴：饥饿感背后的深层原因

在追求健康饮食与理想身材的途中，我们可能屡屡败给食欲，那种如影随形的饥饿感，轻易就动摇了我们坚持的决心，尤其是睡前饥

饿感让“管住嘴”成了遥不可及的奢望，为什么总有饥饿感？这背后有什么原因？

那些让减脂计划屡屡夭折的饥饿感，有心理和饮食环境的原因，也有生理、病理的原因。血糖波动与激素失衡导致身体与大脑信号传递失调，是引起饥饿感的核心诱因。其中胰岛素抵抗引发的代谢紊乱，瘦素、饥饿素失调带来的饱腹感缺失，多巴胺驱动的情绪性进食以及高糖高脂饮食导致营养素结构失衡，都在暗中操控着人们的进食天平（图 7）。

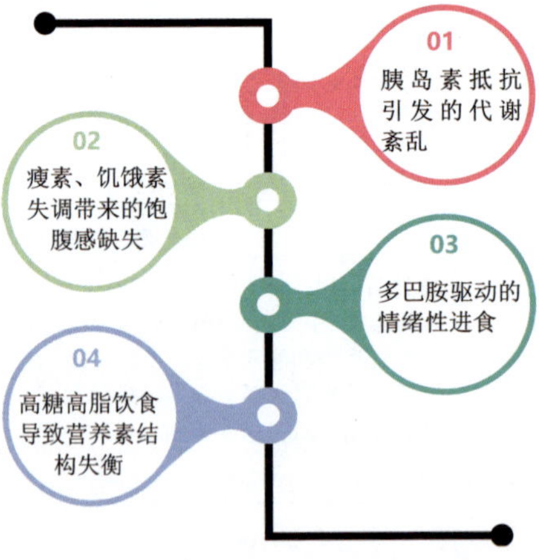

图 7　暗中操控进食天平的因素

1. 胰岛素抵抗

胰岛素是一种由胰腺分泌的激素，它的主要作用是帮助血液中的葡萄糖进入细胞内，供细胞使用或储存，从而降低血糖。当身体对胰岛素的反应减弱，胰腺细胞就会分泌更多的胰岛素，进而产生一种特殊的糖尿病的前期表现，即胰岛素抵抗，也叫作高胰岛素血症。在出现胰岛素抵抗之前，很多人先有低血糖的表现：心慌，出虚汗，心情烦躁，晚上饿得睡不着觉，睡着了也容易饿醒。这些都是低血糖的典型症状。

长期胰岛素分泌负担过重，可能导致胰岛功能逐渐衰退，胰岛素分泌不足，进而诱发糖尿病。另外，血液中的葡萄糖无法顺利进入细胞，导致细胞仍处于饥饿状态。此时，细胞就会给大脑发出信号：我又饿了。这就是很难控制食欲的原因之一。

2. 瘦素、胃饥饿素调节异常

瘦素是由脂肪组织分泌的一种激素，作为饱腹激素，向下丘脑传递饱腹感信号，抑制食欲，减少进食。胃饥饿素主要由胃底黏膜的内分泌细胞分泌，通常在人空腹时分泌增加，进食后则分泌减少，向大脑传递饥饿信号，刺激食欲，促使进食。两者共同作用于大脑，维持机体能量平衡，调控进食行为（图 8）。当瘦素与胃饥饿素的分泌节律出现异常时，就会频繁感觉饥饿，增加

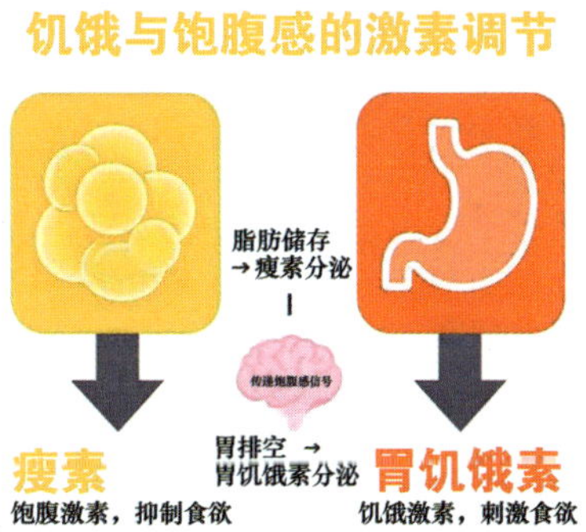

图 8　瘦素与胃肌饿素共同作用于大脑

进食量与进食频率，大量过剩热量会转化为脂肪，最终导致肥胖。

3. 情绪性进食

研究显示，75% 的暴食发作由情绪触发，即便知道血糖、体重会飙升，但就是停不下来。压力、焦虑会升高皮质醇，刺激对高糖高脂食物的渴望；吃甜食时大脑会释放多巴胺，短暂缓解负面情绪，甚至不饿的情况下也会不停地吃，暴食后又自责，形成“压力—暴食—愧疚”的恶性循环。

我们需要打破这种“借吃消愁”的循环，学会自我关怀。通过正念训练接纳不完美的自己：当我们遭遇挫折或过失时，能够以理解、宽容与支持的态度对待自己，而非一味地苛责、批判。尽量不购买零食，饥饿难耐时吃一些低热量且饱腹感强的食物。给自己一个坚定的肯定：我正在尽力，暂时的波动并不会影响我的长期目标。

4. 营养素结构失衡

精细碳水化合物（如精白米、糕点、甜食、白面包等）与脂肪的占比较大，而蛋白质、蔬菜水果的摄入量严重不足，会导致隐性营养不良。如果蛋白质摄入不足（＜ 0.8 g/kg 体重），铁、镁、B 族维生素、膳食纤维缺乏（＜ 15 g/d），便会让身体陷入越胖越缺营养、越缺营养越胖的恶性循环。饮食结构失衡还会导致肠道菌群紊乱。越来越多的证据表明肠道菌群与肥胖的发生、发展有关，肠道菌群参与体内糖类、脂类等多种营养素的代谢。如人体肠道内丰度较高的双歧杆菌、乳杆菌等有益菌能够通过增强肠道屏障、提高胰岛素敏感性、改善代谢紊乱来预防肥胖的发生。

四、怎么做到不反弹：从重塑代谢到自主燃脂

有人狂吃还不胖，有人喝水都长肉！真相其实藏在你的基础代谢率里。年龄的增长或不正确的节食导致身体基础代谢率降低，热量摄入超过代谢需求，此时减脂就非常困难。即使通过节食使体重降低了，可一旦恢复正常饮食，体重立刻回归到原来的状态！这是因为节食后身体可能会进入一种“节能模式”，减少能量消耗以应对食物短缺，长期节食后基础代谢率可下降 20% 以上。恢复正常饮食后，能量消耗仍低于节食前，导致热量盈余更容易转化为脂肪，这也是体重反弹的一个生物学机制。研究数据表明：靠饥饿减脂成功的人，5 年内反弹率竟高达 80%！辛辛苦苦减下去的体重，到头来前功尽弃，这是无数减脂者的无奈和辛酸！

1. 什么是基础代谢率（BMR）？

基础代谢率（basal metabolic rate，BMR）是指人体在完全休息状态下，维持心跳、呼吸、血液循环等基础生命活动所需的最低能量消耗，单位为 kcal/d。结合活动消耗（如运动、日常活动）和食物热效应（消

化食物消耗的热量），BMR 可以估算每日总消耗热量。当摄入热量明显低于总消耗热量时，或肌肉量下降，BMR 就有降低的风险。常用的 BMR 测定方法分为间接测热法和公式推测法。

（1）间接测热法（更精准）

通过代谢车测量氧气消耗量（VO_2）和二氧化碳产生量（VCO_2）来计算基础代谢率。一般大型医疗机构配有此仪器，可检测静息能量代谢、能量消耗占比、呼吸商等参数（图 9）。

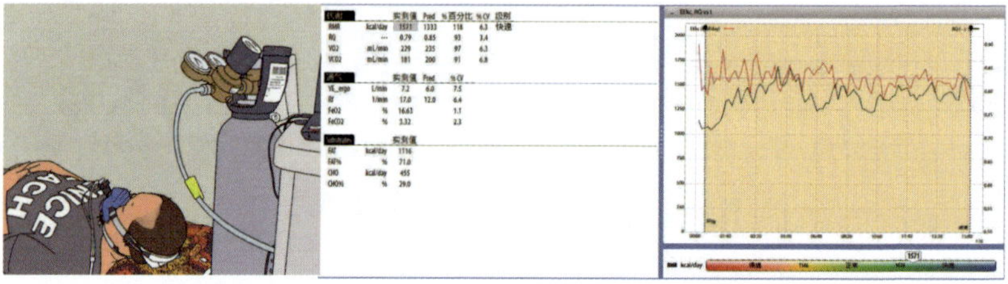

图 9　用静息能量代谢测定仪（代谢车）测定基础代谢率

（2）公式推测法（估算）

通过对人体测量体重、身高、年龄等数据，代入公式计算。BMR 计算公式（Mifflin-StJeor 公式）为

男性：

BMR=10×体重（kg）+ 6.25×身高（cm）-5×年龄（岁）+ 5

女性：

BMR=10×体重（kg）+ 6.25×身高（cm）-5×年龄（岁）-161

示例：25 岁女性，体重 55 kg，身高 160 cm，则

$$
\begin{aligned}
BMR &= 10 \times 55 + 6.25 \times 160 - 5 \times 25 - 161 \\
&= 550 + 1000 - 125 - 161 \\
&= 1264\ \text{kcal/d}
\end{aligned}
$$

2. 调控基础代谢率，自主燃脂核心策略

要实现减脂不反弹，并激活身体自主消耗脂肪的能力，需要通过代谢修复和生活方式调整建立“易瘦体质”。科学减脂的目标是提升基础代谢率，降低终身反弹率。

（1）饮食策略：营养调控代谢轴

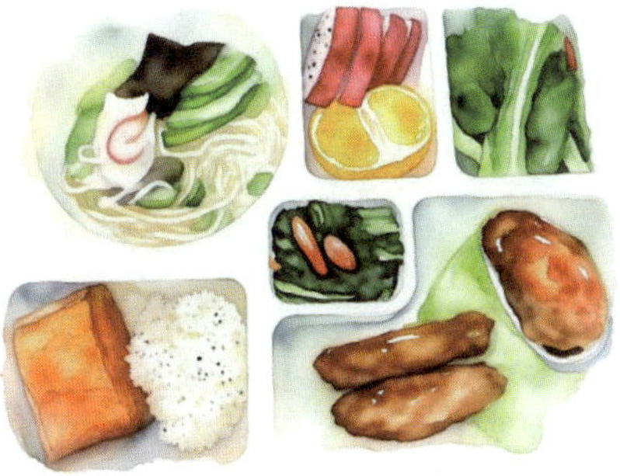

在减脂的干预中，单一营养素的作用往往有限，控制总热量时，均衡营养是避免基础代谢率下降的核心前提。不同减脂阶段需动态调整碳水化合物、蛋白质、脂肪的配比，同时保证维生素（如 B 族维生素促进代谢）、矿物质（如锌调节食欲）的充足供给。

减脂过程中，体内时刻进行着大量代谢反应，而驱动这些反应的关键酶的活性与维生素、矿物质的充足供应密不可分。例如，B 族维生素作为多种代谢酶的辅酶，直接参与碳水化合物、蛋白质和脂肪的

分解与能量转化；镁、锌等矿物质则是酶活性的“激活剂”，能保障糖脂代谢通路的顺畅运行。当营养均衡时，这些维生素与矿物质相互配合，既能为代谢酶提供充足原料，推动脂肪细胞中的甘油三酯分解为可利用的能量，又能提高胰岛素敏感性，提升基础代谢率，从而让体内热量消耗增加，最终实现更高效、更可持续的减脂。

（2）运动策略：从被动消耗到代谢激活

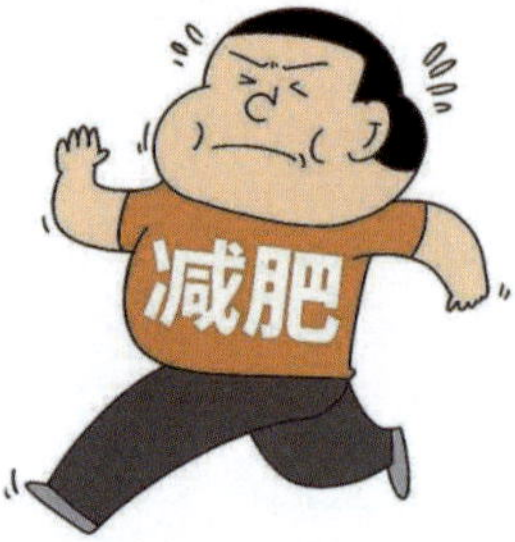

运动可以增加肌肉量，而肌肉组织含有更多的“能量发电厂”——线粒体，因此，机体在静息状态下也能消耗较多热量。1 kg 肌肉每日消耗热量可达 30 kcal，而运动量极少、基础代谢率低的人，1 kg 肌肉每日消耗热量可能只有 15 kcal。减脂过程中如果缺乏蛋白质摄入和力量训练，肌肉可能被分解供能，而肌肉是提高 BMR 的重要组织，肌肉流失会进一步降低基础代谢率。利用碎片时间运动，不久坐，结合力量训练（如深蹲、哑铃）与有氧运动（如快步走、慢跑、羽毛球），每周 3 次以上的训练可将基础代谢率提升 7% ～ 10%，形成持续燃脂效应。

（3）生活方式调整：从睡眠到肠道的调控燃脂

①睡眠管理

睡眠不足会导致代谢相关激素（如瘦素、饥饿素、生长激素）紊乱，

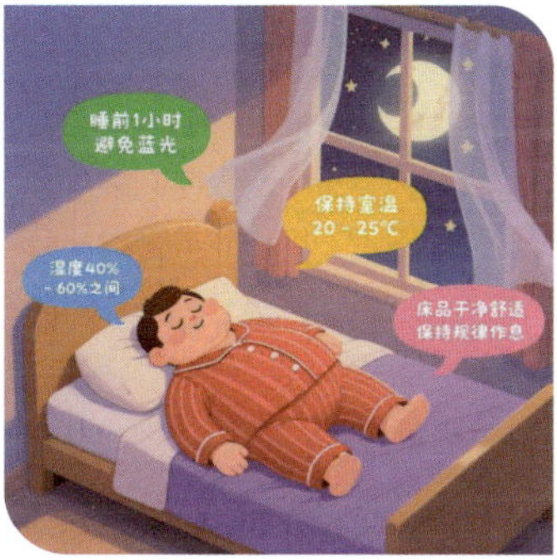

增加饥饿感。连续3天睡眠少于6小时，瘦素水平下降约18%，饥饿素水平上升约28%，直接触发暴食风险。建议固定晚上11点前入睡，保证7小时深度睡眠。睡前1小时避免电子产品的蓝光刺激。如果入睡困难，可通过阅读纸质图书、听舒缓音乐等方式辅助入睡，或寻求专业医师的帮助。

②压力管理

长期高压会使皮质醇（压力激素）持续升高。皮质醇会促进内脏脂肪囤积，这就是为什么熬夜加班容易使肚子变胖。缓解压力可从下面这些做法开始：

◎避免久坐，工作间隙起身做简单拉伸，搭配深呼吸。这样既能缓解身体僵硬，又能快速平复紧绷的神经，让身心在短时间内得到放松。

◎每天花10 min进行冥想或八段锦练习，通过调节呼吸与身体姿态，降低皮质醇分泌，减少内脏脂肪堆积的潜在风险。

③肠道代谢调节

肠道菌群是隐藏的减脂开关。肠道菌群通过短链脂肪酸调节胰岛素敏感性，肠道内的有益优质菌群可使脂肪分解效率提升。补充益生菌（如无糖酸奶）和每日 25 ～ 30 g 膳食纤维（相当于 500 g 绿叶蔬菜＋100 g 燕麦），可改善胰岛素敏感性和脂代谢。此外，每日揉腹（顺时针按摩腹部 100 次）并配合饮用一些中医茶饮（如陈皮普洱茶）有助于改善脾胃运化功能，进而辅助提升基础代谢率。

饮食、运动和生活方式三管齐下才能打破代谢停滞困局，让身体从“易胖体质”转向“易瘦体质”。饮食上把控营养均衡，运动时兼顾燃脂与增肌，在生活中保证充足睡眠、减少压力——当“科学饮食＋规律运动＋健康作息”形成良性循环，不仅能突破减脂平台期，更能建立稳定的代谢平衡，带来长达 3 ～ 5 年的体重维持期，让健康状态更持久。

医师护航

如果经过 3 个月的饮食、运动、生活方式干预，减脂仍不见效果，或者伴有代谢综合征（如高血脂、高血糖、高尿酸血症、多囊卵巢综合征等），建议结合医学干预。

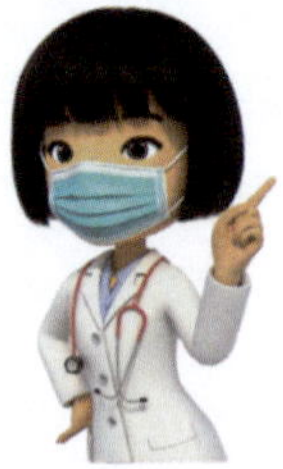

五、科学制造热量缺口：减脂时间计算

1. 减脂关键点：读懂热量缺口

减脂的核心是创造热量缺口（消耗热量＞摄入热量），身体会分

解多余脂肪供能，实现减脂。国家卫生健康委员会推荐每日热量缺口在 300 ～ 500 kcal 比较适宜，每周减脂 0.5 ～ 1 kg，对应 7 ～ 14 天减掉 1 kg（但需持续积累）。若热量缺口过大（如过度节食），不仅会导致肌肉流失、基础代谢率下降，还可能提前进入减脂平台期，且极易反弹。

2. 减脂时间计算，减重≠减脂

减脂时间的计算公式为

减脂天数（日）=（目标减脂量 ×7 700）÷ 每日热量缺口

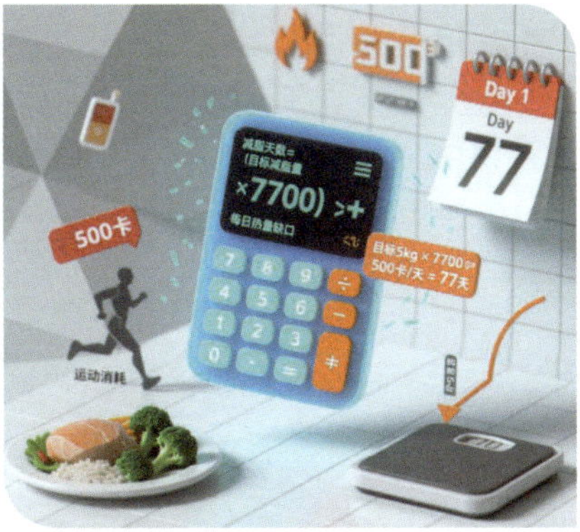

公式中的 7 700 表示减掉 1 kg 脂肪需要燃烧约 7 700 kcal 的热量。

示例：减掉 1 kg 脂肪，按照每日热量缺口 500 kcal 计算，需要的天数为

$$1\ \text{kg} \times 7\,700\ \text{kcal/kg} \div 500\ \text{kcal/d} = 15.4\ \text{d}$$

通过示例，我们知道减掉 1 kg 脂肪需要约 15 天时间。很多人减重开始阶段效果明显，甚至 1 周减掉好几斤，但很可能根本没减掉多少脂肪，只是脱水和掉肌肉而已，因为减重≠减脂。

（1）低强度减脂（每日热量缺口 300 ～ 500 kcal），安全可持续

通过饮食控制（如少吃半碗米饭，约 170 kcal）+结合运动（如快

走 30 min，约消耗 200 kcal），每日热量缺口约 370 kcal，减掉 1 kg 脂肪需 20 ～ 21 天。

（2）中高强度减脂（每日热量缺口 500 ～ 1 000 kcal），需兼顾健康

通过饮食控制（如少吃半碗米饭和 1 勺油，约 300 kcal），以及每日跑步 1 h（约消耗 500 kcal），每日热量缺口约 800 kcal，减掉 1 kg 脂肪需 9 ～ 10 天。

若每日热量缺口达 1 000 kcal（如高强度运动＋严格饮食控制），理论上减掉 1 kg 脂肪需 7 ～ 8 天，但可能伴随肌肉流失，需谨慎执行。

医师护航

减脂的关键是在适度热量缺口下，通过合理饮食，结合有氧运动（燃脂）、力量训练（增肌），维持或提高基础代谢率。应关注长期健康，而非短期快速减重，定期监测体脂率、肌肉量、基础代谢率等指标，适时调整饮食与运动计划以突破减脂平台期。

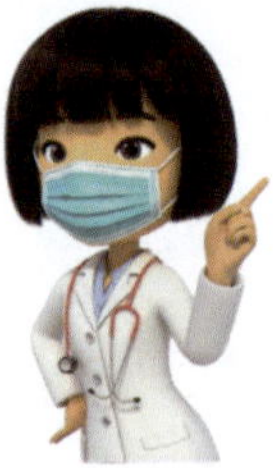

六、告别无效减脂：从了解自己身体状况开始

相信很多减过肥的朋友有过这样的经历：

为什么辛苦节食但体重总是下不去？

好不容易减掉的体重为什么总反弹？

饮食没变，为什么过了 35 岁后逐渐变胖？

……减脂路上总是遇到各种困难。

人类尝试过的减脂方法数以千计，但真正被医学界证实长期有效且安全的方法不足百种（含不同饮食模式、运动方案、药物组合等）。或许你也曾尝试过五花八门的减脂方法，却总在“效果甚微”“难以坚持”“反弹反复”的循环里陷入困境。深究下去，往往是因为既未真正读懂自己（心理上的畏难情绪、对减脂方法的认知偏差），也未充分考量身体本身的代谢特点、潜在健康问题，这都导致难以制订贴合自身的规划。

那些未被精准破解的根源性问题，会悄悄变成一道道隐形关卡：可能是过度节食引发的暴食冲动，可能是运动计划与自身体能的错配，也可能是激素变化对代谢的干扰……最终让你明明在努力控制体重，却每前进一步都万分艰难，效果甚微。此时需考虑可能是身体健康出了问题，应积极治疗原发病。尤其激素异常导致的肥胖最难改善。因为肥胖本身是一种代谢性疾病，同时它也可能是某些疾病的外在表现，这时仅通过普通的减脂方法是不容易成功的。如果通过规范的综合生活方式干预仍无法减脂，可在严格评估后，考虑借助医学手段进行干预，如药物治疗或手术治疗。常见激素异常导致的肥胖见表 4。

表 4　常见激素异常导致的肥胖

激素异常	相关激素变化	作用机制	肥胖特点	典型伴随症状
胰岛素抵抗	胰岛素分泌过多	促进脂肪合成，抑制脂肪分解，血糖利用障碍，多余能量转化为脂肪堆积	全身性肥胖	高血糖、口渴、疲劳、饥饿感明显
甲状腺功能减退	甲状腺激素（T3/T4）不足	代谢率降低，能量消耗减少，热量易储存为脂肪	均匀性肥胖，伴水肿	怕冷、乏力、便秘、皮肤干燥
皮质醇增多症	皮质醇水平持续升高	促进糖异生，抑制葡萄糖利用，刺激食欲，优先堆积腹部脂肪，肌肉分解供能导致代谢率下降	中心型肥胖（腹型肥胖）	满月脸、水牛背、皮肤紫纹、高血压
生长激素紊乱	生长激素不足或抵抗	抑制脂肪分解，促进胰岛素抵抗的发生，刺激食欲，减少肌肉量	全身性肥胖，伴肌肉松弛	儿童生长迟缓、成人疲劳、血糖异常
瘦素、胃饥饿素调节异常	瘦素抵抗、胃饥饿素分泌增加	瘦素无法传递饱腹信号，胃饥饿素刺激食欲，导致热量摄入量远超消耗量	暴食性肥胖	食欲亢进、难以控制进食
性激素变化	雌激素减少（女性）/雄激素减少（男性）	女性脂肪从臀部转移至腹部；男性肌肉量减少、代谢率下降，腹部脂肪堆积	中心型肥胖（腹型肥胖）	女性月经不调；男性性功能减退、脱发

每一个肥胖者都需要对自己身体状况进行充分了解，可以借助医学手段做一个全方位的检查，包括心脏及腹部超声、肝肾功能、血尿酸、血尿常规、甲状腺功能、同型半胱氨酸水平、维生素与微量元素水平、骨密度、基础代谢率、血糖、血脂、胰岛素水平等。

医师护航

当肥胖始终难以控制或伴有其他身体不适表现时，大家应考虑及时请医生检查一下是否有其他原因。比如是否伴有代谢综合征、激素紊乱、脂肪酸代谢异常等。此时通过普通的减脂方法是不容易成功的，必须同时治疗疾病，才能成功减脂。

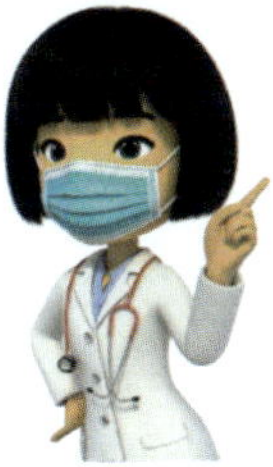

打卡手账

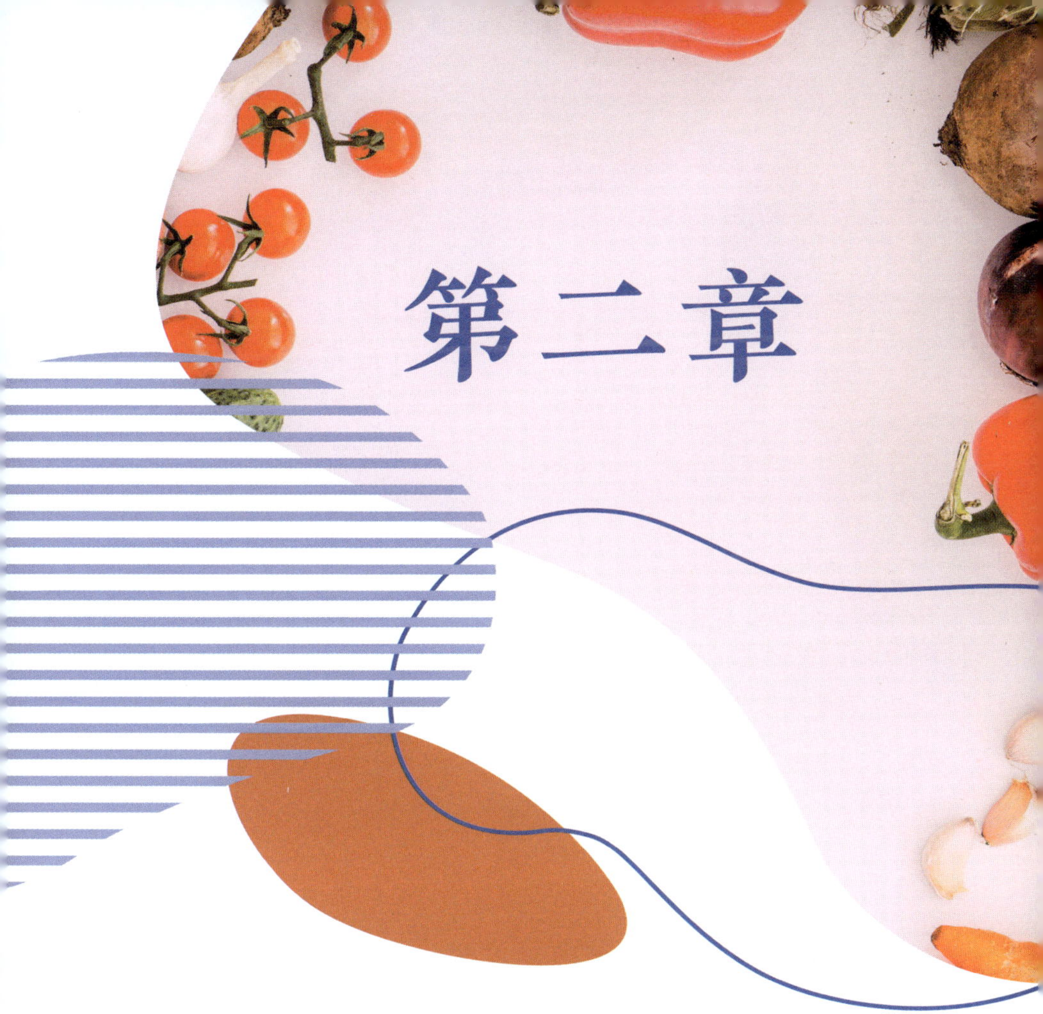

第二章

跟着食谱吃，不挨饿不伤身，精准匹配 90 天代谢重塑方案

全面的生活方式干预是任何减脂方案的基础和核心，适用于所有有减脂需求的个体，无论其是否联合药物或手术治疗。它必须包含心理建设、科学营养方案、生活习惯优化以及自我监督与调整等多维度协同，唯有如此，减脂之路才能走得稳健而可持续。

在生活方式干预中，科学的饮食管理尤为关键。我们倡导“餐盘量化＋阶段调整”策略，旨在将抽象的营养均衡原则转化为可执行、易坚持的日常方案：

◎餐盘量化：通过明确设定每餐的食物结构比例（例如，餐盘的1/2为蔬菜、1/4为优质蛋白质、1/4为全谷物主食），为每一餐的搭配提供清晰、可操作的指导。

◎阶段调整：根据减脂进程的不同阶段（如初期适应期、稳步减脂期、平台突破期），动态调整总热量摄入与宏量营养素配比。这样既能确保蛋白质、膳食纤维等关键营养素的充足供给以提升减脂效率，又能让每一餐吃得饱足、满足，从而有效控制食欲，避免因过度节食导致的反弹风险。最终，帮助个体建立并开启真正可持续的健康饮食模式。

一、助力减脂成功，做好这 4 个准备再行动

1. 筑牢心理根基，能坚持下去才是关键

（1）写下你的减脂初心

减脂的第一步，不是计算热量，而是要确认“你愿意为自己的目标付出持续且理性的努力”。只有完成这份心理建设，才会让后续的饮食、运动计划真正落地，而非沦为三分钟热度。

至少明确一条减脂的核心理由（表 5），每当想放弃时，回头看看这条理由——它不是抽象的变瘦，而是与你的生活质量、健康状态、情感需求紧密相关的具体渴望。对自己坦诚，这份初心会成为对抗惰性的最强动力。

表 5　减脂的核心理由

编号	减脂的核心理由
1	
2	
3	
4	
5	

至少写出一条减脂的核心理由，例如，改善自己的脂肪肝；控制自己的血糖和血压；让自己变苗条，实现穿衣自由；找回自信，让自己变美丽；用行动证明我能做到；保持身体健康，让家人少担忧……

（2）接纳体重波动

不必因体重反复变化而焦虑。身体有自身的调节规律，水分变化、肌肉增长都可能让体重数字暂时波动，这是正常现象。只要方向正确，坚持本身就是在积累成果。

（3）用心理暗示掌控食欲

即使借助药物或其他辅助手段，心理防线的松动仍是复胖的隐形推手。每次想多吃一口高热量食物时，立刻回想最初的减脂理由，并暗示自己要健康饮食。告诉自己轻度的饥饿感有助于身体重启。这些主动的心理暗示会逐渐转化为对食欲的掌控力，让“不反弹”从愿望变成日常。

2. 制订减脂目标

减脂计划须长期坚持、循序渐进。对于大多数超重或轻度肥胖者（$24.0\ kg/m^2 \leqslant BMI < 32.5\ kg/m^2$），建议初始时设立每周减脂 0.5 ～ 1 kg 的目标，每月减掉 2 ～ 4 kg，6 个月内减掉当前体重的 5% ～ 15% 并维持；对于中重度肥胖者（$BMI \geqslant 32.5\ kg/m^2$），建议设立周、月目标，定期评估身体健康状态，按减掉现体重的 5%、10%、15% 划分阶段性目标，周期为 6 个月以上，避免体重过快下降引起皮肤松弛及增加其他风险。

相比之下，将初始减脂目标设为减掉当前体重的 5%（表 6）更为合理，也更容易实现。达成这一初始目标后，会信心倍增，此时再向“下一个 5%”发起挑战，既能安全、稳步推进减脂进程，又能避免因目标遥不可及而半途而废。

表 6　减脂目标计划

当前体重 /kg	减脂目标 /kg	需要时间（按照每周减脂 0.5 ～ 1 kg 计算）/ 周
示例：70	70 × 5%=3.5	3.5 ～ 7

医师护航

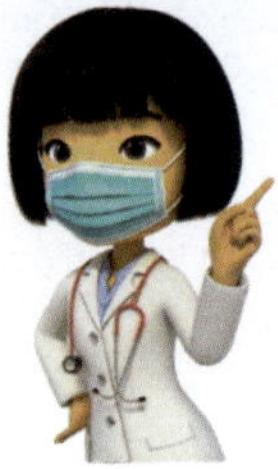

多项研究证实，肥胖人群只要减掉体重的5%，就能收获显著益处。减脂目标不宜过高，否则不仅会带来沉重的心理负担，还容易让人产生畏难情绪，进而增加失败风险。

3. 打造支持性环境

（1）移除诱惑，清除家里所有零食

不要挑战自己的意志力，尤其是在减脂初期饥饿感明显，很难抵御高糖高脂零食的诱惑。可以提前准备一些低热量高容积的食物，如黄瓜、西红柿、胡萝卜等蔬菜，树莓、梨、苹果、草莓、油桃、樱桃等低糖、低血糖生成指数（glycemic index，GI）水果。一旦饥饿难耐，可以适当补充这些食物，放在嘴里慢慢咀嚼，同时冲1杯蛋白粉或喝1杯温开水，小口慢饮，共同抵抗饥饿感。

（2）准备500 mL的水杯

充足的水分对于新陈代谢、脂肪代谢、身体排毒和控制食欲都至关重要。500 mL的标准水杯让你很容易计算喝水量（例如，每天喝4杯水就是2 L）。

（3）准备食物秤

食物秤是精准控制热量摄入的关键工具。通过称重能直观了解

1 份主食（生重 / 熟重）、1 份蛋白质、1 个水果到底有多少克，逐渐培养对食物分量的准确判断力。

（4）准备体脂秤

早晨起床排便后、空腹、未进食进水、穿着尽量少时测量体重，记录体重变化。很多体脂秤还具备测定体脂率、肌肉量、基础代谢率等附加功能，尽管其测量精度不如医院的大型专业仪器，但所提供的数据仍可作为参考依据，用于追踪身体成分的动态变化。

（5）准备健身用品

可结合运动方式（如力量训练、有氧训练、居家锻炼等）和个人需求，购买一些运动装备，包括运动服装、心率睡眠监测手环或运动手表、哑铃、跳绳、脚蹬拉力器、健腹轮、健身垫等。

4. 做好饮食记录和每日打卡日志

（1）减脂前的饮食记录

减脂前的饮食记录有助于发现隐形热量。很多人说自己喝水都胖，其根本原因就是吃进去的热量大于消耗的热量。自己觉得吃得很少，其实 1 天吃进去的热量并不低。记录 3 天最具代表性的饮食习惯，工作日（周一到周五）选择 2 天，周末选择 1 天。

（2）减脂过程中的饮食记录

减脂过程中的饮食记录（表 7）有助于追踪热量缺口，让饮食调整有依据，更精准。

（3）每日打卡日志

每日打卡日志（表8）有助于动态校准。记录本身就是一种心理暗示，可以不断提醒自己坚持健康的生活方式。

表7　减脂过程中的饮食记录

进食时间	摄入食物种类和数量
喝水量	
今日饮食评价	

表 8　每日打卡日志

日期		减脂第几天	
晨起体重 /kg		昨日睡眠时长 /h	
★今天有吃健康的减脂餐吗？今天有拒绝零食和饮料吗？			
★今天有早睡早起，不熬夜吗？			
★今天有注意不久坐吗？今天完成的运动项目有哪些？			
★说一说今天减脂的实践心得，或者交流一下今天的一些收获：			
★写一句能够表达今天心情的话，或者鼓励自己的话： （例如，今日的努力，换来更好的明天，为自己加油！一定要坚持到底！）			

二、均衡饮食：构建代谢友好的营养基石

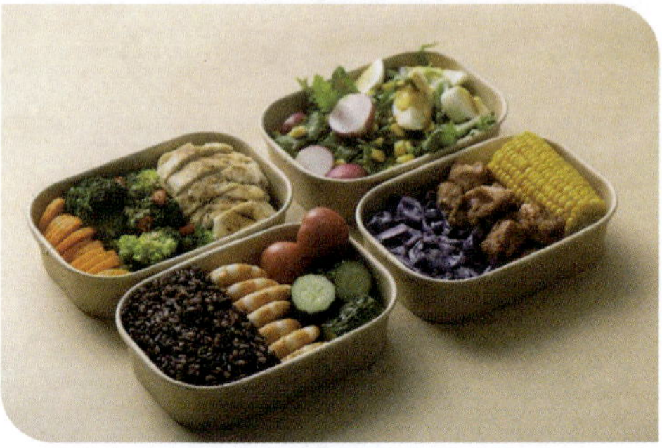

控制总热量时需兼顾饮食均衡，在不同减脂期要合理配比碳水化合物、蛋白质和脂肪三大能量营养素，并保证维生素、矿物质等营养素供给，减脂效果事半功倍。好的减脂餐要做到营养足，饱腹感强，燃脂快，不伤身！

正餐一定要吃好、吃对，管不住嘴的原因多是正餐吃得太少，或营养不足，食物消化过快，所以很容易感到饿。可按“1拳主食、1拳蛋白质、2拳蔬菜”搭配每餐。既要制造热量缺口，又要增加饱腹感，避免营养不良，才能助力健康减脂。

1. 三大能量营养素配比

采用不同的减脂方法，三大能量营养素配比有所差异。以限能量均衡饮食法为例，在控制总热量摄入的同时，保持三大能量营养素（碳水化合物、蛋白质、脂肪）比例合理。限能量均衡饮食法通常用于体重管理或慢性病预防，每日摄入总热量中复合碳水化合物占比40%～55%，蛋白质占比20%～30%，脂肪占比20%～30%，这样既能稳定血糖，又能通过食物热效应提升代谢，避免代谢因低脂低碳下降。

例如，早餐可搭配水煮鸡蛋、燕麦片、无糖酸奶、蓝莓，午餐可搭配藜麦饭、酱牛肉、清炒时蔬，晚餐可搭配水煮玉米、蔬菜沙拉、鸡胸肉。

（1）选择复合碳水化合物

碳水化合物是人体最直接的供能营养素，尤其对大脑、红细胞等依赖葡萄糖供能的组织至关重要，优先选择低升糖指数的主食（如全谷物、杂豆类、燕麦、糙米等）。

（2）选择优质蛋白质

高蛋白饮食可以增加饱腹感，减少肌肉流失。每日按照每千克体重需 1.2 ～ 2.0 g 蛋白质供给量计算，选择优质蛋白质（如鸡蛋、鱼、虾、鸡胸肉、瘦牛肉、豆制品等）。

（3）选择健康脂肪

优先选择单不饱和脂肪酸和 Omega-3 脂肪酸丰富的食物（如橄榄油、山茶籽油、亚麻籽油、紫苏籽油、深海鱼、坚果等）。

（4）三餐热量安排与分量

早餐热量：午餐热量：晚餐热量=3：4：3，做到早餐吃饱（30%），午餐吃好（40%），晚餐吃少（30%）。规律进食。如果特别容易饥饿，可采用少食多餐（每日 4 ～ 5 餐）、每餐 7 分饱的方式维持代谢活跃度，控制总热量。

（5）避免极端低热量饮食

长期过度节食或快速减脂会触发身体的节能模式，导致基础代谢率下降，进而减缓减脂速度，引发减脂平台期的出现。恢复饮食后，若热量摄入远超代谢需求，就容易引发反弹。建议每日热量缺口控制在 300 ～ 500 kcal，且摄入热量不低于基础代谢率的 80%。

医师护航

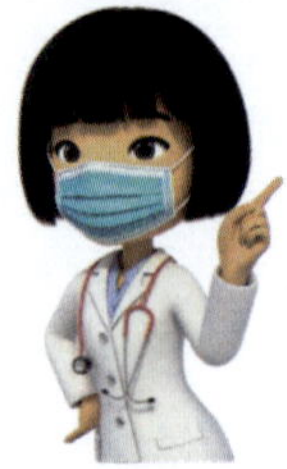

碳水化合物主要来源于全谷物、薯类、蔬果。每日碳水化合物摄入量需≥ 1 g / kg 体重，以体重 60 kg 为例，每日碳水化合物摄入量应≥ 60 g，约提供热量 240 kcal，相当于 80 g 主食。长期极低碳饮食（＜ 1 g/ kg 体重）会触发身体糖异生机制，导致肌肉分解供能，进而降低代谢率、损伤大脑功能。

2. 减脂期必补的维生素，悄悄帮你燃脂又抗衰

减脂期不仅是消耗脂肪的过程，更是身体代谢、抗氧化和修复的关键阶段。许多维生素因参与能量代谢、脂肪分解或对抗氧化应激，成为悄悄帮你燃脂又抗衰的隐形助手。维生素的减脂机制及推荐摄入量见表 9。

表 9　维生素的减脂机制及推荐摄入量

维生素	减脂机制	缺乏的影响	推荐摄入量	主要食物来源
B 族维生素	作为辅酶参与糖、脂肪、蛋白质的代谢过程，加速能量转化。维生素 B_1：能够帮助碳水化合物分解，支持线粒体的能量生成；维生素 B_2：促进脂肪酸氧化，有利于脂肪分解；维生素 B_6：调节氨基酸代谢，促进糖原分解；维生素 B_{12}：参与脂肪酸代谢，是红细胞成熟过程中的催化剂	能量代谢受阻，代谢率下降；神经功能异常，易疲劳；易患口腔炎、脂溢性皮炎、贫血，免疫力下降	维生素 B_1：1.2～1.4 mg/d，维生素 B_2：1.2～1.4 mg/d，维生素 B_6：1.4 mg/d 维生素 B_{12}：2.4 μg/d	全谷物、蛋类、瘦肉、鱼类、豆类、绿叶蔬菜
维生素 D	调节脂肪细胞分化，抑制炎症因子，增强胰岛素敏感性，促进钙的吸收	体脂分解受阻，促进胰岛素抵抗，骨密度下降	400 IU/d，缺乏者可增至 2 000～5 000 IU/d	深海鱼、蛋黄、强化奶、日晒
维生素 C	促进肉碱合成，影响脂肪代谢，增强铁的吸收	运动时脂肪氧化减少	100 mg/d	沙棘果、猕猴桃、柑橘类、草莓、甜椒、西蓝花、菠菜

3. 减脂期必补的矿物质——燃脂代谢的“催化剂”

许多矿物质参与身体代谢、能量转化和激素调节等关键过程。作为燃脂代谢的“催化剂”，矿物质通过参与能量生成、促进脂肪分解、维持激素平衡、增强抗氧化防御来影响减脂效率与健康状态。矿物质的减脂机制及推荐摄入量见表 10。

表 10 矿物质的减脂机制及推荐摄入量

矿物质	减脂机制	缺乏的影响	推荐摄入量	主要食物来源
钙	调节脂肪酶活性，降低甲状旁腺激素水平，减少脂肪吸收	脂肪合成增加，体脂率升高	800 mg/d	牛奶、豆腐、绿叶蔬菜、芝麻
镁	参与多种酶反应，调节胰岛素敏感性	糖耐量异常，缺镁者减脂效率降低	330 mg/d	深绿色蔬菜、坚果、黑豆
锌	参与瘦素分泌，调控食欲，加速脂肪分解	饥饿素水平升高，食欲失控，基础代谢率下降	男性：12 mg/d 女性：8.5 mg/d	牡蛎、红肉、松子
硒	激活甲状腺激素，提升基础代谢率，降低氧化应激损伤	甲状腺功能受损，炎症反应	60 μg/d	红肉、坚果、海鲜
铬	增强胰岛素敏感性，促进葡萄糖进入肌肉消耗（非脂肪储存）	血糖波动加剧，饥饿感增强	男性：35 μg/d 女性：30 μg/d	全谷物、西蓝花、肉类
铁	保障有氧代谢效率	代谢减慢，运动耐力下降	男性：12 mg/d 女性：18 mg/d	动物肝脏、红肉、木耳、芝麻酱

注意：

◎ 只有多种维生素与矿物质协同作用，通过全面的营养支持，才能更高效地促进脂肪分解，增强代谢能力。科学配比不仅能使减脂效率大大提升，还能避免脱发、月经紊乱等问题。

◎ 在减脂期间，若进食量明显减少或存在挑食、偏食问题，维生素和矿物质补充剂的合理使用就显得尤为重要：

- 维生素和矿物质的补充剂量应以每日推荐摄入量为基准；
- 是否需要大剂量补充，则需结合具体饮食结构和医学检测结果综合判断后再进行；
- 切忌盲目大量补充。

4. 1 kg 脂肪≈ 7 700 kcal，减掉 1 kg 脂肪需要少吃多少食物？

减掉 1 kg 脂肪需要创造约 7 700 kcal 的热量缺口，通过节食或者运动，大约多长时间才能消耗掉？

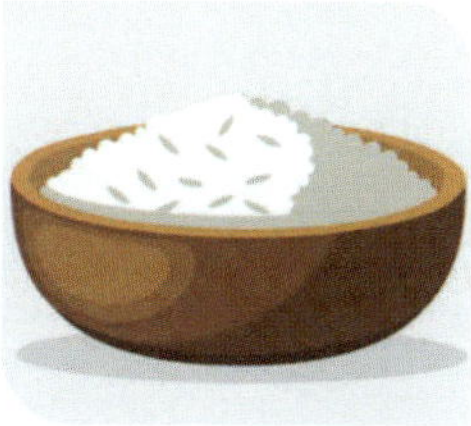

（1）减掉 1 kg 脂肪大约需要少吃多少食物？

① 7 700 kcal ≈ 22 碗米饭（每碗米饭由 100 g 大米做成）。

如果你从今天开始每天少吃 1 碗米饭，大约需要 22 天能减少 7 700 kcal 热量摄入，大约 22 天能减掉 1 kg 脂肪。

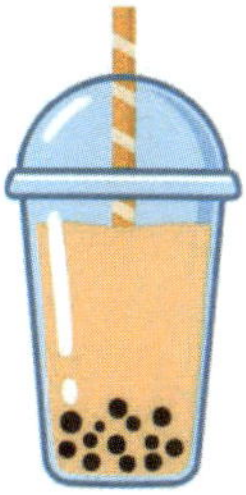

② 7 700 kcal ≈ 38 杯奶茶（每杯奶茶按照 200 kcal 计算）

如果你从今天开始每天少喝 1 杯奶茶，大约需要 38 天减少 7 700 kcal 热量摄入，大约 38 天能减掉 1 kg 脂肪。

（2）减掉 1 kg 脂肪大约需要运动多长时间？

① 7 700 kcal ≈游泳 17 h（中等强度自由泳，约 75 kcal/10 min）

如果你每天游泳 1 h，大约需要 17 天能减掉 1 kg 脂肪。

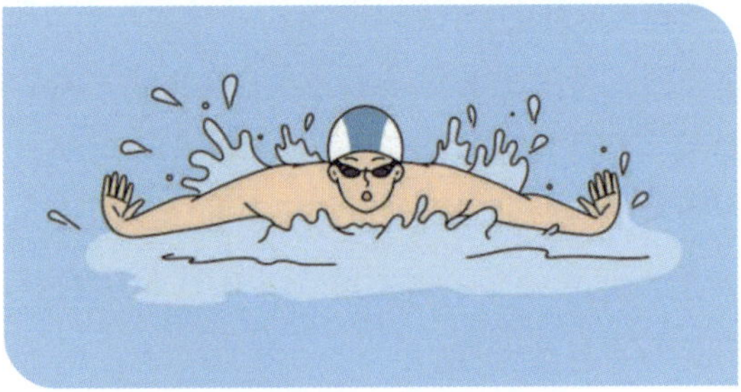

② 7 700 kcal ≈打羽毛球 30 h（中等强度单打，约 42 kcal/10 min）

如果你每天打羽毛球 1.5 h，大约需要 20 天能减掉 1 kg 脂肪。

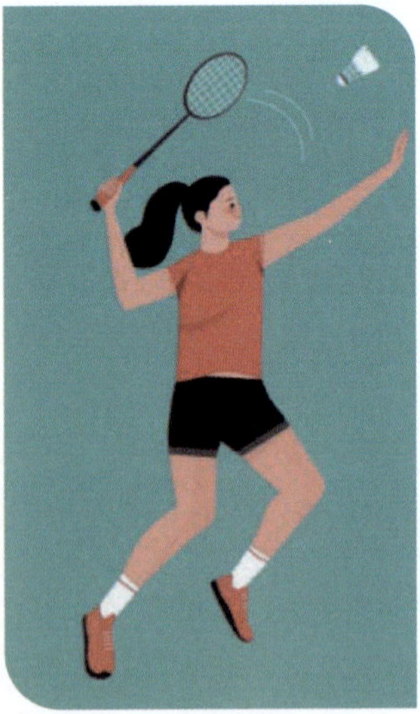

三、医学营养减脂：打卡 90 天，精准甩脂 20 kg

1. 90 天是“健康减脂”＋“长期维持”的黄金周期

（1）推荐减脂期为 90 天

减脂的核心原则是让身体处于“热量缺口”（消耗热量>摄入热量）状态，健康热量缺口的范围是每天 300 ～ 500 kcal。以减掉 5 kg 脂肪为例，需消耗 38 500 kcal 热量。若按每日 500 kcal 的热量缺口计算，需要 77 天。若考虑平台期代谢效率下降以及行为习惯养成等因素，90 天是更合理的周期。当身体较长时间处于热量缺口状态时，会启动节能模式，导致基础代谢率下降，运动消耗减少，这就是减脂进入了平台期。此时，采用同样的减脂餐和运动量，体重不再下降。通常平台期在减脂 4 ～ 6 周后出现。而 90 天的周期能让身体逐步适应新的能量平衡，通过不断调整饮食方案和运动模式，维持代谢稳定，避免减脂效率骤降。

（2）脂肪细胞的更新周期

脂肪细胞的更新存在一定周期（图 10），通常需要 90 ～ 180 天。

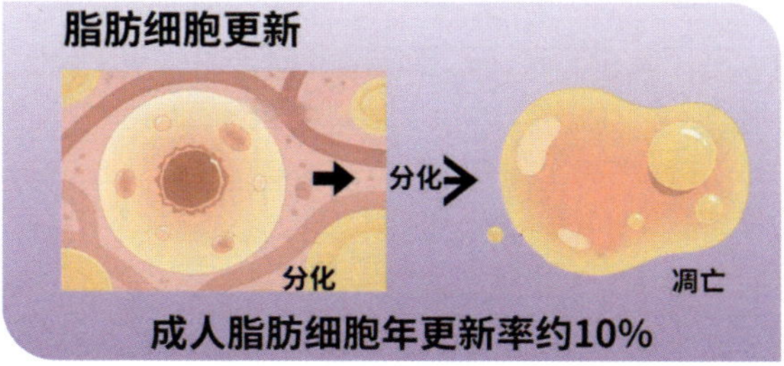

图 10　脂肪细胞的更新

人体脂肪细胞存在一种类似记忆的特性：当减肥周期过短时，即便短期内脂肪细胞因能量消耗而缩小，其记忆仍会锚定原本的大小。一旦停止减肥、恢复以往的饮食和生活习惯，脂肪细胞便会遵循这种记忆，通过快速囤积脂肪逐渐回归原来的体积，这正是快速减肥后极易反弹的重要原因之一。如果减肥周期能匹配脂肪细胞的更新周期，脂肪细胞的迭代会“记住”新的体重，就不容易反弹。

（3）习惯养成：从刻意坚持到自然融入

新习惯的养成需要经历神经重塑与行为固化双重过程，90 天是多数人突破行为惯性阈值的关键节点。比如，从一开始需要靠意志力克制对零食的渴望，到后来能自然避开高糖高脂食物的诱惑，主动选择低卡健康的食物；从最初提起运动就发愁，到后来把规律健身当成生活中不可或缺的一部分，甚至会因为某天没运动而觉得缺少了点什么。90 天的周期能让人形成稳定的饮食和运动习惯，为长期体重管理打下基础。

2. 手把手教你计算每日热量需求

（1）基础代谢率（BMR）

本书前面章节提到过 BMR 可以通过公式计算出来，或者有条件者可以到当地大型医院营养科进行更精准的间接测热法（代谢车）测量。BMR 计算公式为

男性：

BMR=10× 体重（kg）+ 6.25× 身高（cm）−5× 年龄（岁）+ 5

女性：

$$BMR=10\times \text{体重（kg）}+6.25\times \text{身高（cm）}-5\times \text{年龄（岁）}-161$$

（2）活动系数

久坐不动（几乎不运动或轻度运动）的活动系数为 1.2。

轻度运动（每周运动 1 ～ 3 天）的活动系数为 1.375。

中度运动（每周运动 3 ～ 5 天）的活动系数为 1.55。

高强度运动（每周运动 6 ～ 7 天）的活动系数为 1.725。

极高强度运动（每天运动 2 次）的活动系数为 1.9。

（3）热量计算

每日热量需求计算公式为

$$\text{每日热量需求}=\text{基础代谢率（BMR）}\times \text{活动系数}$$

示例：25 岁女性，体重 65 kg，身高 160 cm，久坐不动，每日热量需求是多少？

$$BMR=10\times 65+6.25\times 160-5\times 25-161=1\,364\ \text{kcal/d}$$

$$\text{每日热量需求}=BMR\times \text{活动系数}=1\,364\times 1.2$$

$$=1\,636.8\ \text{kcal/d}\approx 1\,637\ \text{kcal/d}$$

医师护航

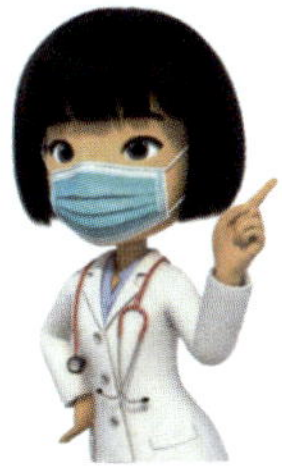

代谢车测量 BMR 前要求禁食至少 2 h，禁食 4 ～ 12 h 更佳。

测试前 12 h 避免饮用咖啡、浓茶、可乐、能量饮料等所有含咖啡因的饮品，测试前 24 h 避免饮酒及进行高强度或力竭性运动。

须做好以上准备工作，否则当天无法检测。

3. 第一个月减脂食谱

（1）食谱设计

食谱为限能量高蛋白食谱。

（2）食谱特点

每日蛋白质摄入量应超过每日总能量的 20% 或 1.5 g /（kg 体重），但一般不超过每日总能量的 30% 或 2.0 g /（kg 体重）的膳食模式。食谱注重高蛋白、适量健康脂肪、复合碳水化合物（低 GI）和大量蔬菜，以增加饱腹感并维持肌肉量。限能量高蛋白食谱能减轻饥饿感，增加饱腹感和静息能量消耗，改善葡萄糖稳态和降低血脂。

（3）适用人群

限能量高蛋白食谱适用于肝肾功能正常的超重 / 肥胖人群，对中心型肥胖及内脏型肥胖同样适用，尤其适用于血糖和（或）血脂异常的超重 / 肥胖人群。

（4）食谱示例

例如，对于能量为 1 200 kcal 的食谱，三大能量营养素占比分别为：蛋白质 75 g（25%），脂肪 34 g（25%），碳水化合物 150 g（50%），7 天限能量高蛋白食谱示例见表 11 ～表 17。

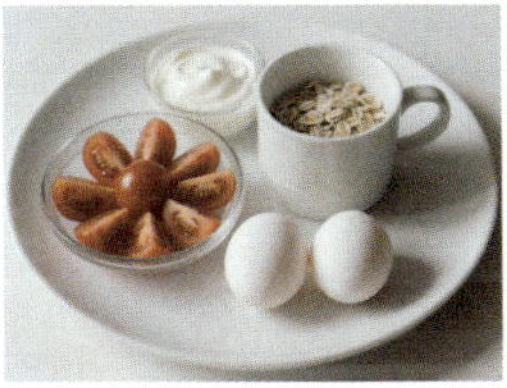
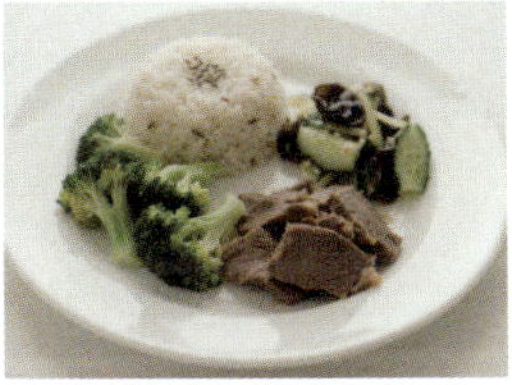
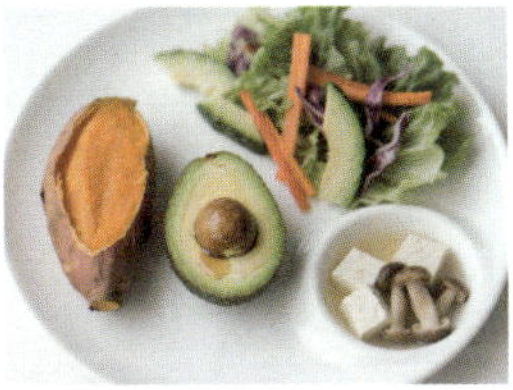

表 11　第 1 天限能量高蛋白食谱示例

餐次	食物	用量（生重）
早餐	水煮鸡蛋	2 个（约 110 g）
	无糖脱脂酸奶	120 g
	燕麦片	燕麦片 25 g、300 mL 水
	小番茄	100 g
午餐	糙米饭	50 g
	清炒西蓝花	西蓝花 150 g、橄榄油 5 g
	凉拌黄瓜木耳	黄瓜 100 g、干木耳 2 g
	酱牛肉	100 g
晚餐	蒸红薯	150 g
	牛油果蔬菜沙拉	西生菜、黄瓜、胡萝卜、紫甘蓝各 50 g，牛油果 100 g，油醋汁 10 mL
	豆腐菌菇汤	豆腐 200 g、蟹味菇 50 g、亚麻籽油 3 g

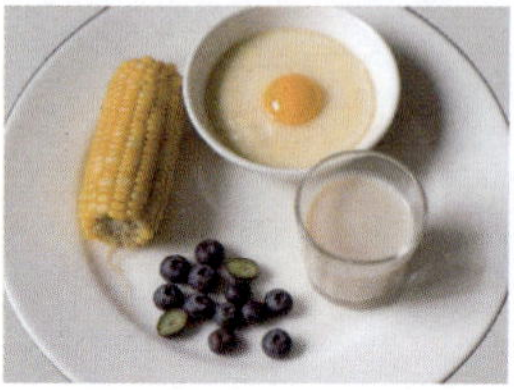

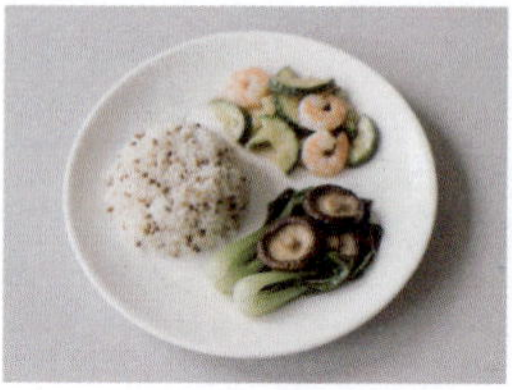

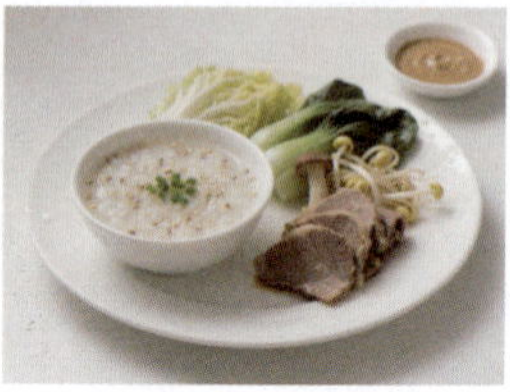

表 12　第 2 天限能量高蛋白餐食谱示例

餐次	食物	用量（生重）
早餐	水煮玉米	50 g
	鲜贝蒸鸡蛋羹	鸡蛋 1 个（约 55 g）、扇贝丁 50 g
	无糖豆浆	300 mL
	蓝莓	100 g
午餐	藜麦饭	大米 30 g、藜麦 20 g
	虾仁炒西葫芦	虾仁 100 g、西葫芦 100 g、山茶籽油 3 g
	香菇炒小油菜	香菇 50 g、小油菜 100 g、橄榄油 3 g
晚餐	藜麦粥	大米 15 g、藜麦 10 g
	麻酱牛肉拌菜	牛肉 100 g，娃娃菜、小白菜、蘑菇、黄豆芽各 50 g，芝麻酱 10 g

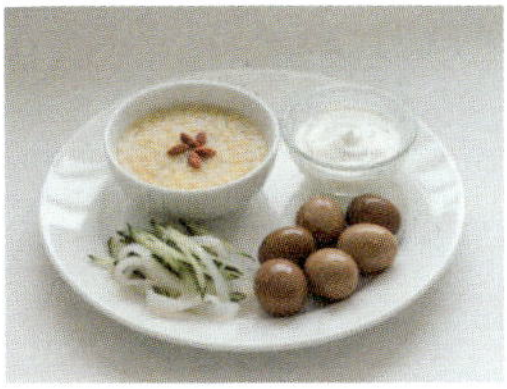
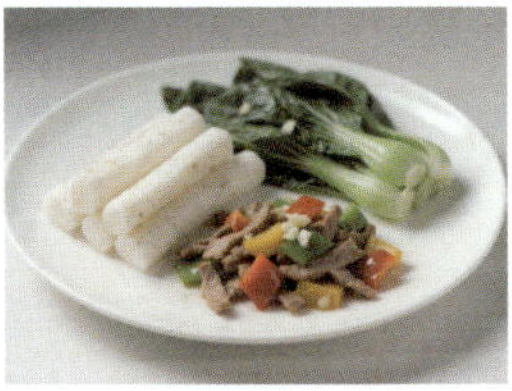
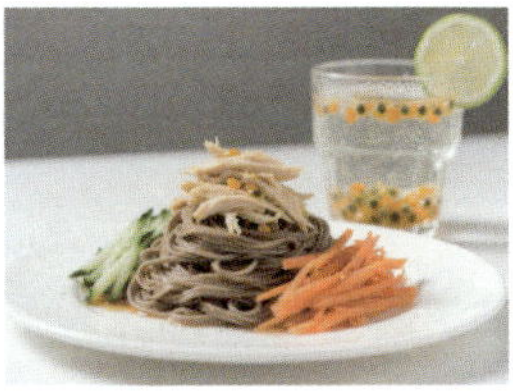

表 13　第 3 天限能量高蛋白食谱示例

餐次	食物	用量（生重）
早餐	枸杞小米粥	枸杞 5 个（约 1 g）、小米 25 g
	无糖酸奶	200 g
	五香鹌鹑蛋	6 个（约 60 g）
	魔芋丝拌黄瓜丝	魔芋丝 50 g、黄瓜丝 100 g
午餐	蒸山药	山药 125 g
	彩椒炒牛柳	牛里脊 100 g、彩椒 75 g、圆葱 50 g、山茶籽油 5 g
	蒜泥油菜	油菜 100 g、蒜 2 瓣（约 10 g）、橄榄油 3 g
晚餐	凉拌鸡丝荞麦面	荞麦面条 75 g、鸡肉丝 100 g、黄瓜丝 100g、香菜叶 20 g
	低卡百香果柠檬水	鲜柠檬片 4 片（约 40 g）、百香果 1 个（约 50 g）、凉白开 500 mL

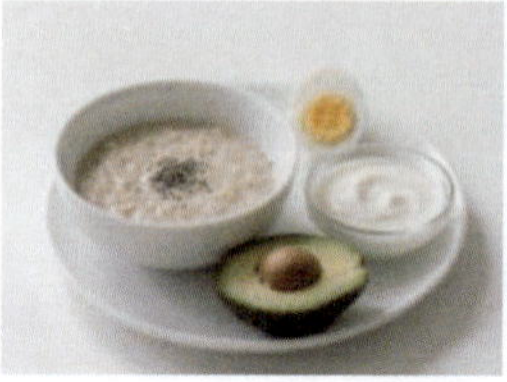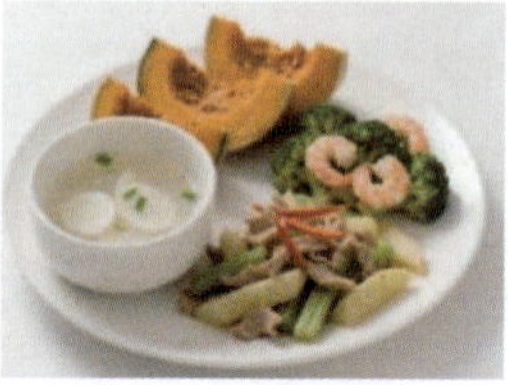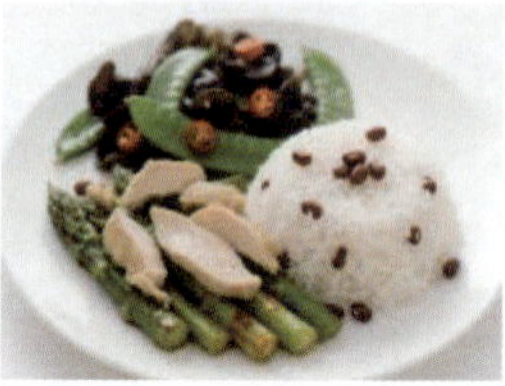

表 14　第 4 天限能量高蛋白食谱示例

餐次	食物	用量（生重）
早餐	奇亚籽燕麦片粥	奇亚籽 10 g、燕麦片 15 g、水 400 mL
	水煮鸡蛋	半个（约 25 g）
	无糖酸奶	125 g
	牛油果	100 g
午餐	蒸南瓜	100 g
	西蓝花炒虾仁	西蓝花 100 g、虾仁 75 g、紫苏籽油 3 g
	肉丝炒土豆、芹菜条	瘦猪肉丝 50 g、芹菜 100 g、土豆 100 g、橄榄油 3 g
	白萝卜清汤	白萝卜 100 g
晚餐	红豆饭	红豆 15 g、大米 35 g
	鸡胸肉炒芦笋	鸡胸肉 100 g、芦笋 100 g、山茶籽油 3 g
	荷兰豆拌木耳	荷兰豆 100 g、干木耳 2 g

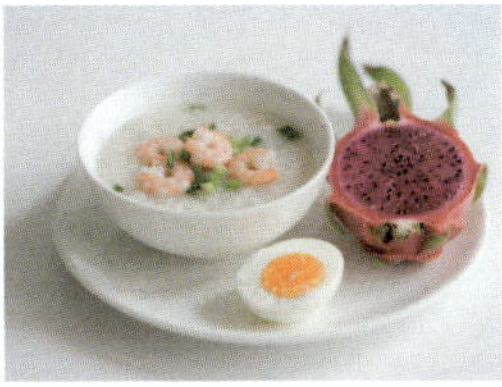
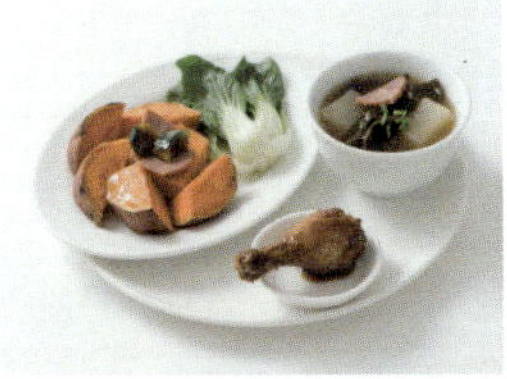
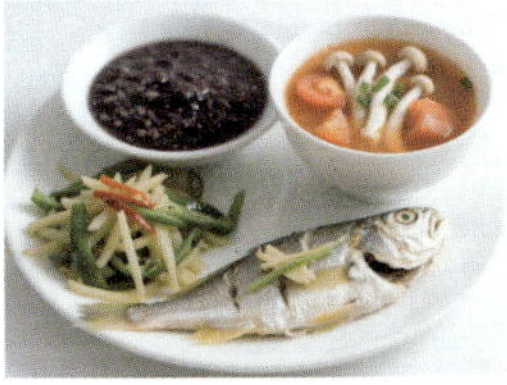

表 15　第 5 天限能量高蛋白食谱示例

餐次	食物	用量（生重）
早餐	虾仁蔬菜粥	虾仁 50 g、碎蔬菜 50 g、大米 25 g
	水煮鸡蛋	半个（约 25 g）
	火龙果	100 g
午餐	蒸地瓜	200 g
	清炒油菜	油菜 100 g、亚麻籽油 3 g
	酱鸡腿	100 g
	海带冬瓜味噌汤	海带 75 g、冬瓜 75 g、味噌酱 5 g
晚餐	黑米粥	黑米 10 g、大米 15 g
	青椒丝炒土豆丝	青椒 75 g、土豆 100 g、山茶籽油 3 g
	清蒸黄鱼	黄鱼 100 g、豆油 5 g、酱油 10 g
	番茄海鲜菇汤	番茄 100 g、海鲜菇 50 g

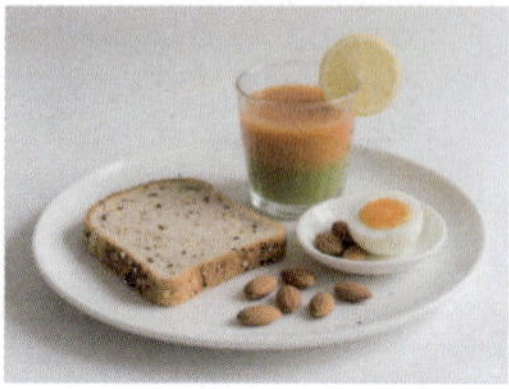
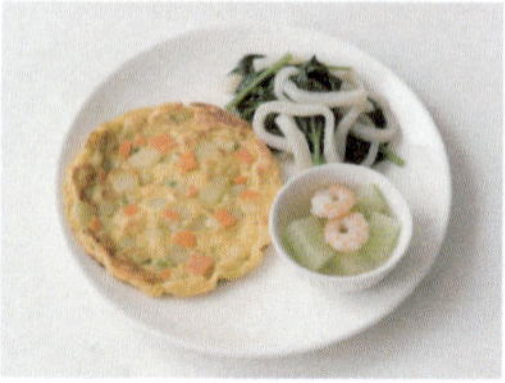
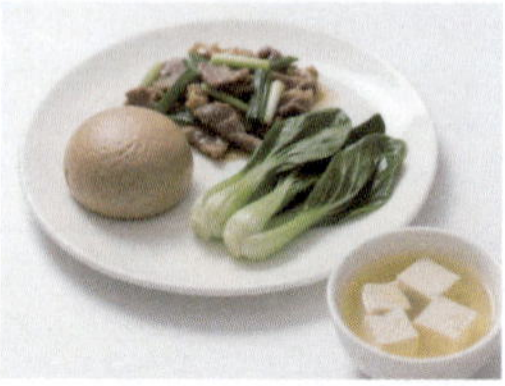

表 16　第 6 天限能量高蛋白食谱示例

餐次	食物	用量（生重）
早餐	全麦面包片	1 片（约 40 g）
	蔬果汁	胡萝卜半根（约 90 g）、苹果半个（约 100 g）、水 300 mL
	巴旦木	10 g
	水煮鸡蛋	半个（约 25 g）
午餐	土豆胡萝卜鸡蛋饼	土豆 100 g、胡萝卜 50 g、鸡蛋 50 g、淀粉 10 g、芝麻 5 g、油 5 g
	菠菜炒魔芋丝	菠菜 100 g、魔芋 50 g、紫苏籽油 3 g
	虾仁冬瓜汤	虾仁 50 g、冬瓜 100 g
晚餐	荞麦馒头	荞麦面 15 g、面粉 50 g
	葱爆羊肉	瘦羊肉 100 g、大葱 50 g、山茶籽油 3 g
	白菜豆腐汤	白菜 75 g、豆腐 100 g
	水煮油菜	油菜 150 g

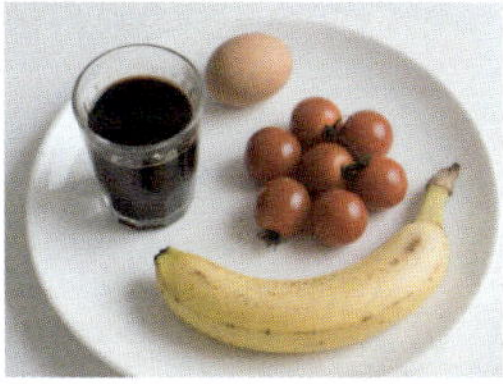
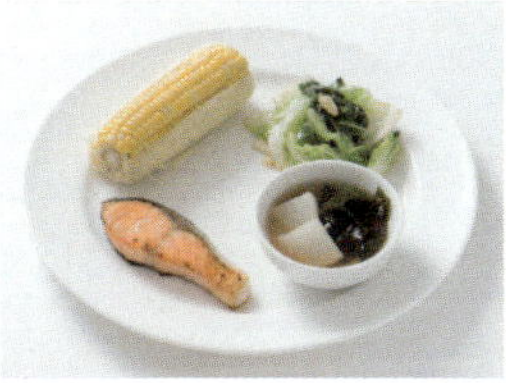
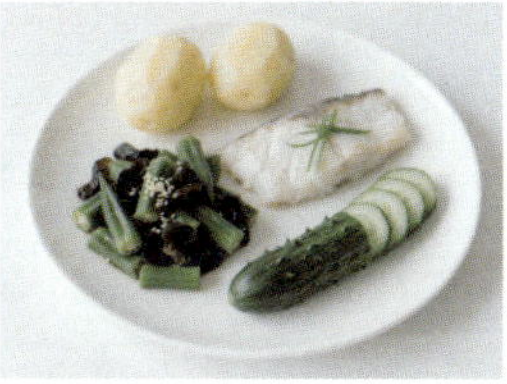

表 17　第 7 天限能量高蛋白食谱示例

餐次	食物	用量（生重）
早餐	无糖黑豆豆浆	300 mL
	水煮鸡蛋	1 个（约 55 g）
	小番茄	100 g
	香蕉	150 g
午餐	水煮玉米	1 根（约 300 g）
	清炒卷心菜	卷心菜 100 g、紫苏籽油 3 g
	煎三文鱼	三文鱼 100 g、橄榄油 5 g
	海带冬瓜味噌汤	海带 75 g、冬瓜 75 g、味噌酱 5 g
晚餐	蒸土豆	120 g
	清蒸鳕鱼	鳕鱼 100 g、葱油 2 g
	秋葵拌木耳	秋葵 100 g、木耳 3 g
	黄瓜	半根（约 100 g）

注意：

（1）7天食谱可以重复1个月使用，利用食物互换原则进行调换。（相同种类的食物可以经常互换）

①主食之间的互换原则：小麦粉25 g = 大米25 g = 小米25 g = 黑米25 g = 玉米面25 g = 荞麦面25 g = 燕麦25 g = 豆类25 g = 鲜玉米85 g = 土豆120 g = 地瓜100 g = 山药160 g = 芋头115 g。

②蛋白质类食物之间的互换原则：瘦肉（猪肉、牛肉、羊肉）50 g = 1个鸡蛋 = 豆腐100 g = 豆浆400 mL = 鱼、虾50 g

③蔬菜之间的互换原则：白菜500 g = 小白菜500 g = 西红柿500 g = 黄瓜500 g = 南瓜260 g = 花菜350 g = 洋葱或蒜苗215 g = 藕170 g

（2）常见优质蛋白质含量较高的食物及每100 g食物的蛋白质含量见表18。

表18　每100 g食物的蛋白质含量

食物名称	蛋白质含量/g	食物名称	蛋白质含量/g
鸡胸肉	23	黄豆	36.0
猪里脊	22	鲤鱼	17.6
羊腿肉（去皮）	21	鸡蛋	13.3
海虾	20	豆腐	12.2
牛肉	20	牛奶	3.0

4. 第二个月减脂食谱

（1）食谱设计

食谱为间歇性能量限制食谱。

（2）食谱特点

5 ∶ 2 轻断食，即每周 5 天正常饮食，2 天轻断食。1 周 7 天，任意选择不连续的 2 天进行断食，在断食日摄取能量为正常能量需求的 1/4，一般当天供给能量 500 ～ 600 kcal，剩余 5 天正常饮食（正常日的饮食规划以清淡的平衡膳食为主，否则会抵消掉轻断食的效果，体重难以下降）。2 天轻断食时尽量不要安排聚餐、出差，以及过多的体力和脑力工作，让身心平稳地进入一种“断舍离”模式。

（3）适用人群

间歇性能量限制食谱对健康人群减脂是安全的。间歇性能量限制不仅对于减脂有效，对代谢性疾病也具有重要作用，可改善脂代谢和炎症反应。非糖尿病的超重 / 肥胖者中，间歇性能量限制可改善其胰岛素抵抗，提高胰岛素敏感性。对糖尿病患者也是相对安全的，但需关注降糖药物的调整。

（4）食谱示例

每周 2 天轻断食日为非连续日的任意两天，如周三和周六。轻断食日供给能量 500 ～ 600 kcal。根据自己的生活习惯，把 1 天进食量分为 2 ～ 3 餐，每餐摄入的食物种类可以调换。

① 第 1 周第 1 天轻断食日三餐示例

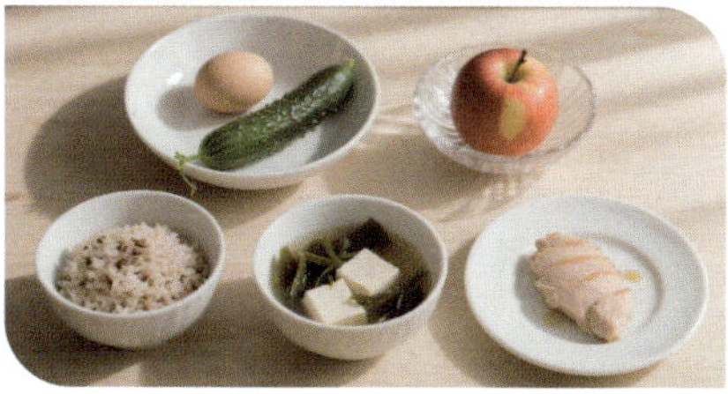

◎早餐：水煮鸡蛋 1 个、黄瓜 1 根。

◎午餐：苹果 1 个。

◎晚餐：糙米饭 25 g、烤鸡胸肉 50 g、海带豆腐汤（海带 100 g、豆腐 100 g）。

② 第 1 周第 2 天轻断食日三餐示例

◎早餐：水煮鸡蛋 1 个、纯牛奶 250 mL。

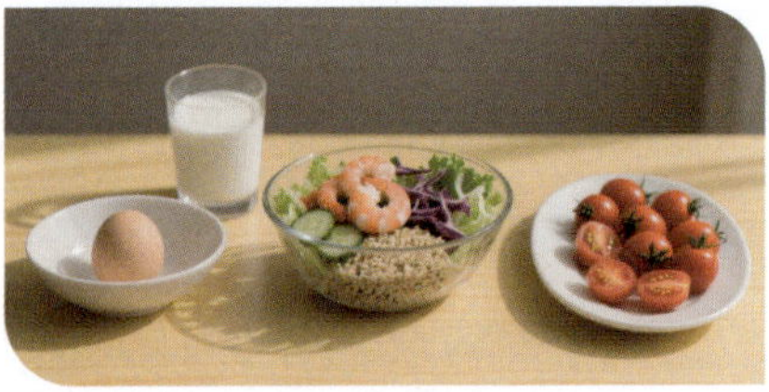

◎午餐：藜麦虾仁蔬菜沙拉（藜麦 25 g，虾仁 50 g，紫甘蓝、生菜、黄瓜、包菜各 50 g，海鲜汁 15 g）。

◎晚餐：小番茄 200 g。

③ 第 2 周第 1 天轻断食日三餐示例

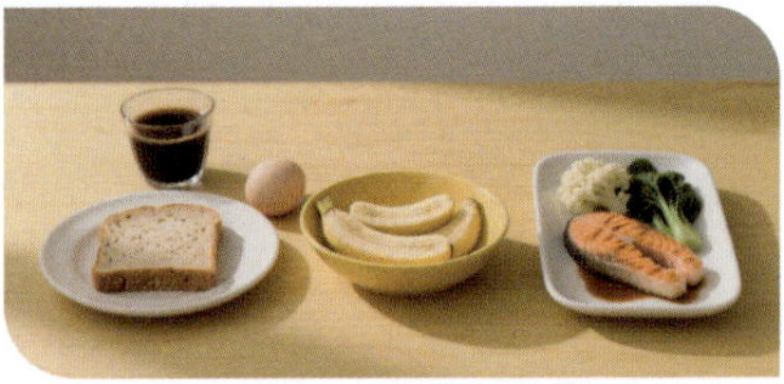

◎早餐：全麦面包 1 片、黑咖啡 300 mL、水煮鸡蛋 1 个。

◎午餐：香蕉 200 g。

◎晚餐：烤三文鱼 100 g ＋酱油 5 g、水煮蔬菜（花菜 100 g、油菜 100 g）。

④ 第 2 周第 2 天轻断食日三餐示例

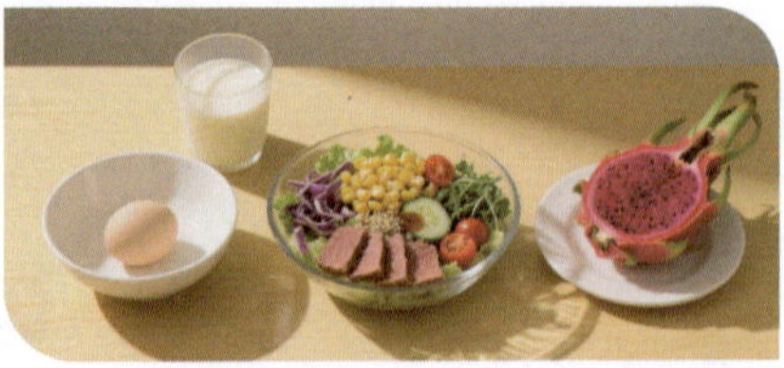

◎早餐：水煮鸡蛋 1 个、无糖豆浆 300 mL。

◎午餐：玉米粒牛肉蔬菜沙拉（玉米粒 25 g，牛肉 100 g，紫甘蓝、生菜、黄瓜、小番茄各 50 g，芝麻菜 20 g，油醋汁 15 g）。

◎晚餐：火龙果 200g。

⑤ 第 3 周第 1 天轻断食日三餐示例

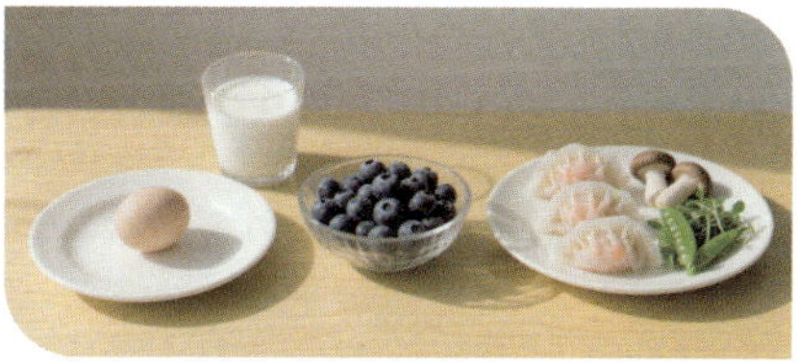

◎早餐：水煮鸡蛋 1 个、纯牛奶 250 mL。

◎午餐：蓝莓 200 g。

◎晚餐：虾饺 3 个、水煮荷兰豆 100 g、水煮菌菇 100 g。

⑥ 第 3 周第 2 天轻断食日三餐示例

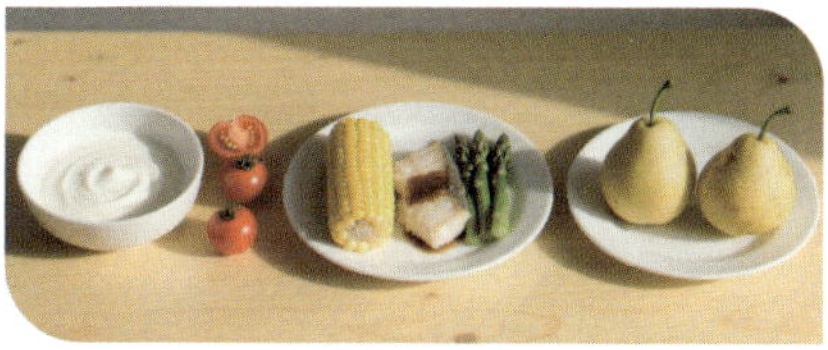

◎早餐：无糖酸奶 200 g、小番茄 100 g。

◎午餐：水煮玉米 50 g、蒸鳕鱼 100 g ＋酱油 5 g、水煮芦笋 100 g。

◎晚餐：香梨 200 g。

⑦ 第 4 周第 1 天轻断食日三餐示例

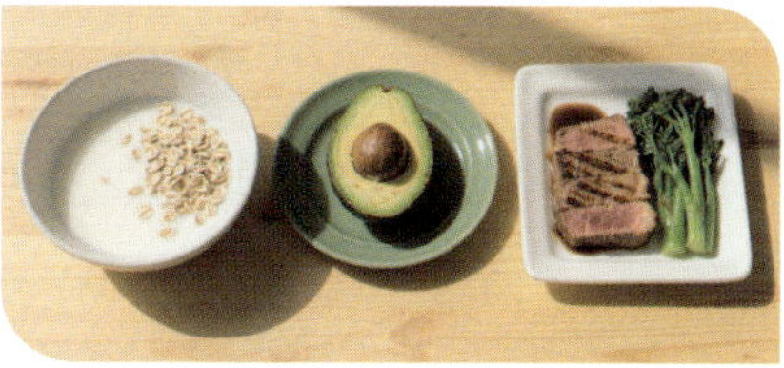

◎早餐：牛奶燕麦片（牛奶 250 mL、燕麦片 25 g）。

◎午餐：牛油果 200 g。

◎晚餐：烤牛排 100 g ＋

酱油 5 g、水煮甜杆西蓝花 200 g。

⑧ 第 4 周第 2 天轻断食日三餐示例

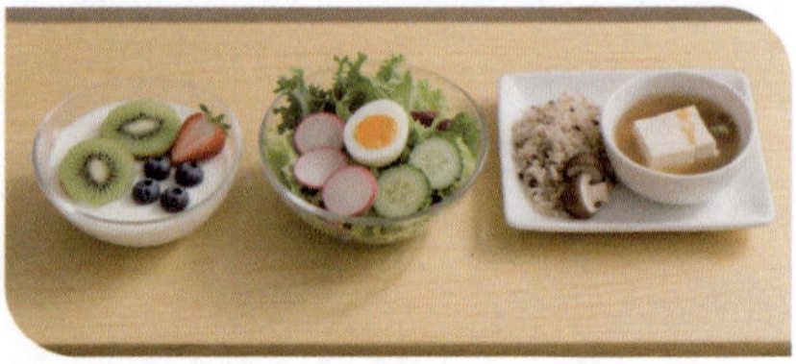

◎早餐：水果酸奶（酸奶 200 g，猕猴桃、蓝莓、草莓各 30 g）。

◎午餐：田园蔬菜沙拉（鸡蛋半个，苦菊、水萝卜、生菜、黄瓜各 50 g，油醋汁 15 g）。

◎晚餐：杂粮饭 25 g、豆腐菌菇汤（豆腐 100 g、菌菇 50 g）。

5. 第三个月减脂食谱

（1）食谱设计

食谱为能量平衡膳食食谱。

（2）食谱特点

三大产能营养素——蛋白质、脂肪、碳水化合物的供能比例符合平衡膳食原则，并且满足维生素、矿物质、膳食纤维充足，通过降低饮食总热量，营造热量缺口，达到减脂目的。根据中国营养学会在 2022 年发布的中国居民平衡膳食宝塔（图 11），每日食物应摄入 12 种以上，且每周 25 种以上，包括谷薯类、肉类（鱼、虾、贝、禽类瘦肉、畜类瘦肉）、蛋类、奶类、豆制品类、蔬菜类、水果类、坚果类等多类食物。

通过前面两个月的减脂行动，如果体重已接近目标体重，从第三个月开始要为逐渐恢复正常饮食做准备，在符合平衡膳食的基础上，第三月初的每日总热量缺口按照 500 kcal 计算，通常这个阶段每日能量摄入范围建议为 1 000 ～ 1 600 kcal。之后，可以每 1 ～ 2 周增加 200 kcal 能量摄入，逐渐增加至正常能量需求。最终养成健康膳食习惯和思维后，整个减脂期就结束了。之后通过健康的生活方式维持理想体重。

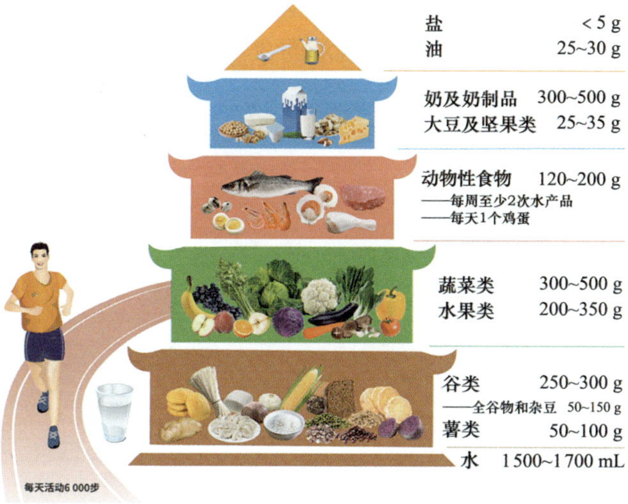

图 11　中国居民平衡膳食宝塔（2022）

（3）食谱示例

①每日 1 400 kcal 能量的食谱示例见表 19~ 表 21，三大能量营养素占比分别为：蛋白质 62 g（18%），脂肪 42 g（27%），碳水化合物 194 g（55%）。

②每日 1 600 kcal 能量的食谱示例见表 22~ 表 24，三大能量营养

素占比分别为：蛋白质 80 g（20%），脂肪 45 g（25%），碳水化合物 220 g（55%）。

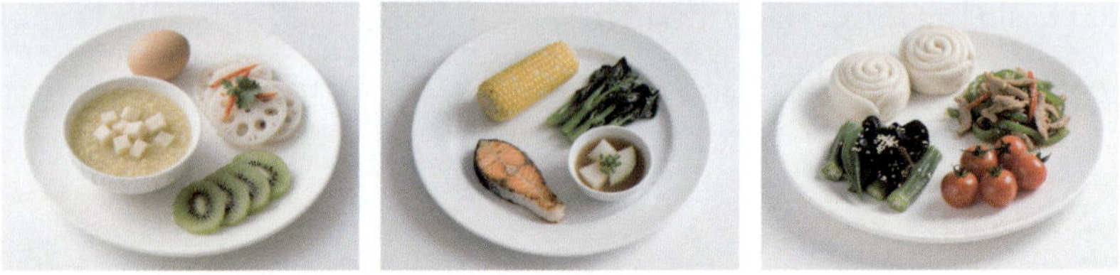

表 19　1 400 kcal 能量的食谱示例 1

餐次	食物	用量（生重）
早餐	山药小米粥	山药 50 g、小米 25 g
	水煮鸡蛋	1 个（约 55 g）
	凉拌藕片	藕 100 g、紫苏籽油 5 g
	猕猴桃	100 g
午餐	水煮玉米	1 根（约 300 g）
	清炒芥蓝	芥蓝 150 g、橄榄油 5 g
	煎三文鱼	三文鱼 100 g、橄榄油 5 g
	冬瓜味噌汤	冬瓜 100 g、味噌酱 5 g
晚餐	花卷	50 g
	肉丝炒青椒	肉丝 25 g、青椒 100 g、山茶籽油 5 g
	秋葵拌木耳	秋葵 100 g、木耳 3 g
	小番茄	100 g

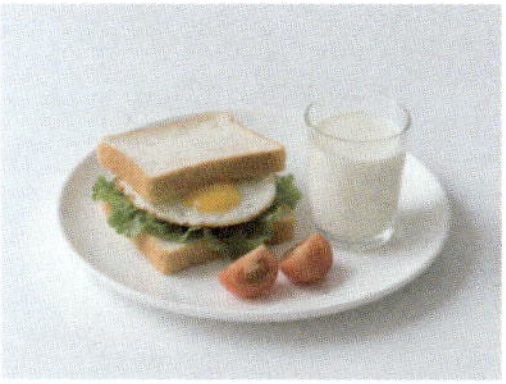

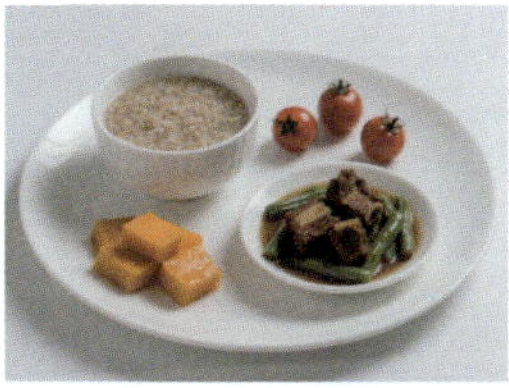

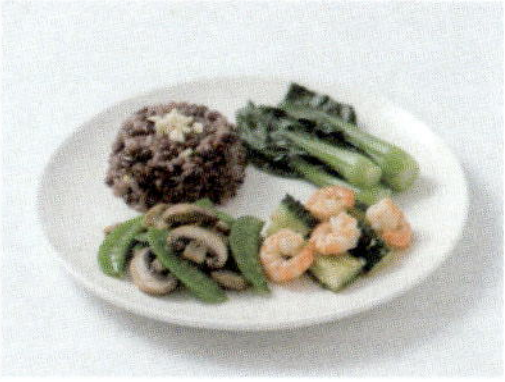

表 20　1 400 kcal 能量的食谱示例 2

餐次	食物	用量（生重）
早餐	三明治	吐司 50 g、煎蛋 50 g、生菜 2 片（约 30 g）
	西红柿	80 g
	无糖豆浆	300 mL
午餐	糙米粥	糙米 15 g、大米 35 g
	蒸南瓜	120 g
	小柿子	100 g
	排骨炖豆角	排骨 80 g、豆角 100 g、山茶籽油 10 g
晚餐	红豆米饭	红豆 25 g、大米 50 g
	蒜泥菜心	菜心 100 g、紫苏籽油 5 g
	荷兰豆炒口蘑	荷兰豆 100 g、口蘑 50 g、亚麻籽油 5 g
	黄瓜拌虾球	虾仁 50 g、黄瓜 75 g

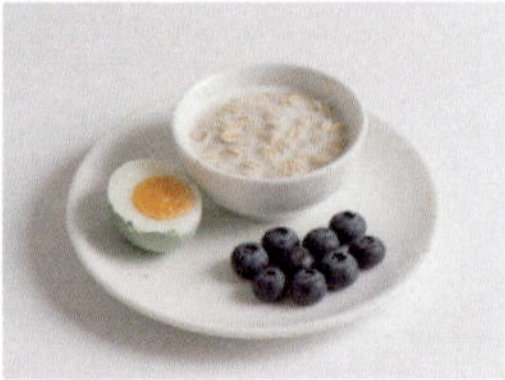
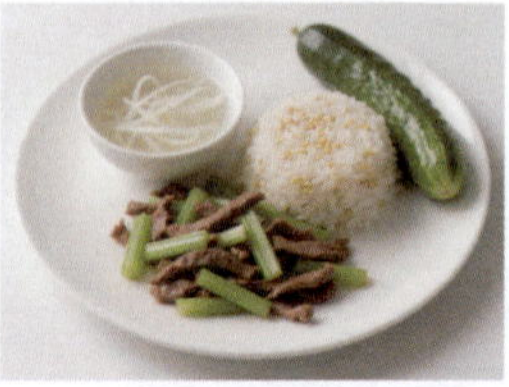
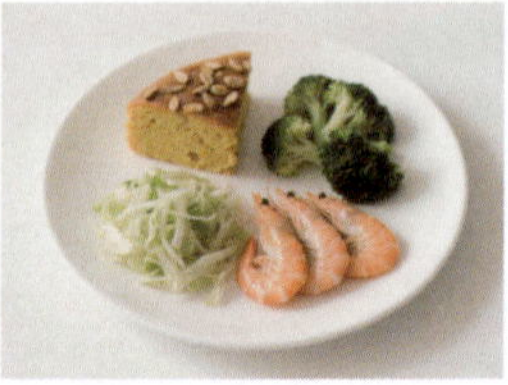

表 21　1 400 kcal 能量的食谱示例 3

餐次	食物	用量（生重）
早餐	牛奶燕麦片粥	牛奶 250 g、燕麦片 25 g
	咸鸭蛋	半个（约 30 g）
	蓝莓	100 g
午餐	二米饭	小米 25 g、大米 50 g
	芹菜炒牛里脊	牛里脊 75 g、芹菜 100 g、山茶籽油 10 g
	黄瓜	一根（约 200 g）
	白萝卜丝清汤	白萝卜丝 50 g
晚餐	南瓜瓜子仁发糕	南瓜 100 g、瓜子仁 10 g、面粉 75 g
	水煮西蓝花	150 g
	凉拌白菜丝	白菜 100 g、紫苏籽油 5 g
	盐水大虾	75 g

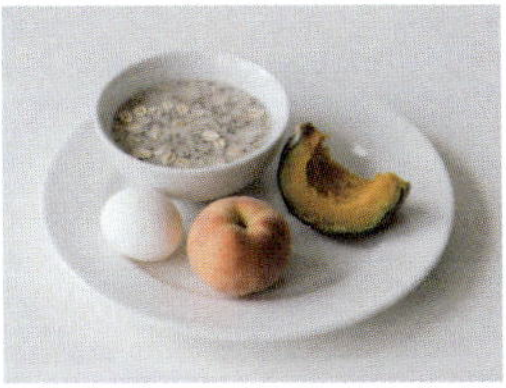
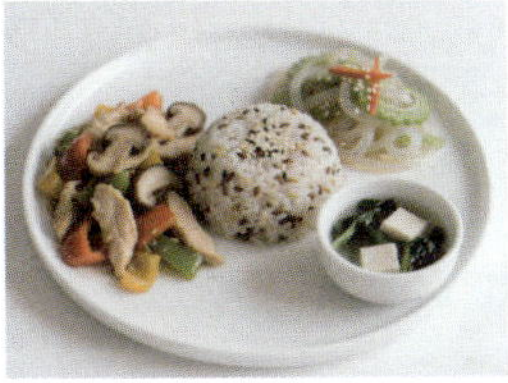
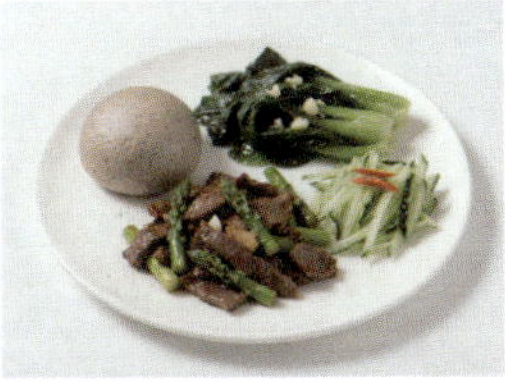

表 22　1 600 kcal 能量的食谱示例 1

餐次	食物	用量（生重）
早餐	燕麦片奇亚籽粥	燕麦片 20 g、奇亚籽 5 g
	水煮鸡蛋	1 个（约 55 g）
	蒸贝贝南瓜	100 g
	桃子	100 g
午餐	杂粮饭	糙米 20 g、藜麦 20 g、大米 60 g
	鸡胸肉炒彩椒、杏鲍菇	鸡胸肉 75 g、杏鲍菇 50 g、彩椒 50 g、亚麻籽油 10 g
	魔芋丝拌苦瓜丝	魔芋 50 g、苦瓜 100 g、香油 3 g
	菠菜豆腐汤	菠菜 50 g、豆腐 50 g
晚餐	荞麦馒头	面粉 60 g、荞麦面 20 g
	牛肉条炒芦笋	牛肉 100 g、芦笋 75 g、山茶籽油 5 g
	蒜炒油菜	油菜 100 g 、蒜 2 g、橄榄油 5 g
	凉拌黄瓜丝	黄瓜 75 g

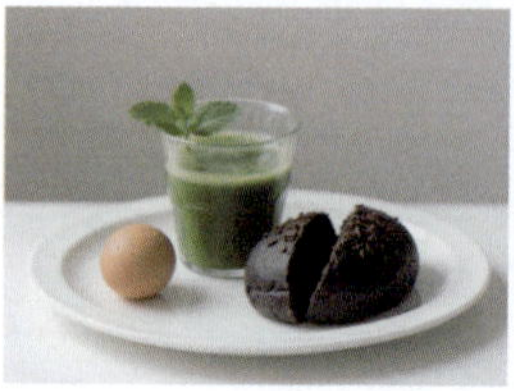
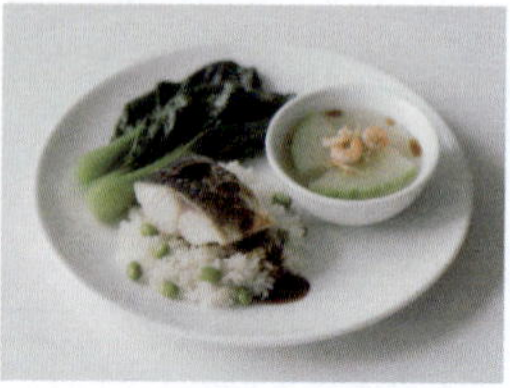
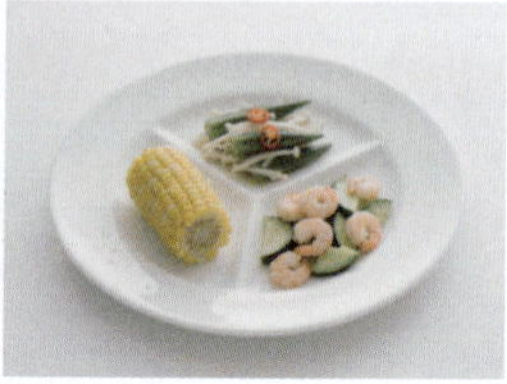

表 23　1 600 kcal 能量的食谱示例 2

餐次	食物	用量（生重）
早餐	蔬果汁	芹菜 50 g、黄瓜 50 g、苹果 100 g、水 300 mL
	水煮鸡蛋	1 个（约 55 g）
	全麦黑巧克力欧包	50 g
午餐	绿豆饭	绿豆 20 g、大米 80 g
	清蒸鳕鱼	100 g
	白灼西生菜	西生菜 100 g、橄榄油 5 g
	冬瓜虾仁汤	冬瓜 75 g、虾仁 30 g、香油 5 g
晚餐	水煮玉米	半根（约 150 g）
	秋葵拌金针菇	秋葵 100 g、金针菇 50 g、紫苏籽油 5 g
	虾仁炒西葫芦	虾仁 100 g、西葫芦 100 g、山茶籽油 5 g

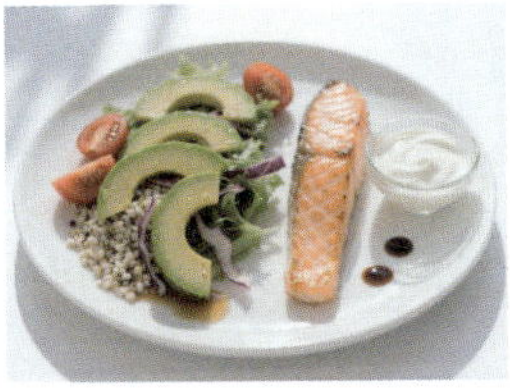
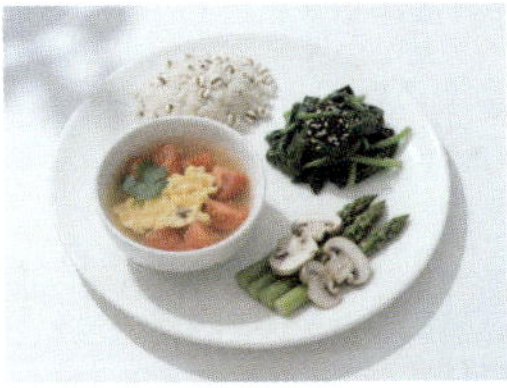
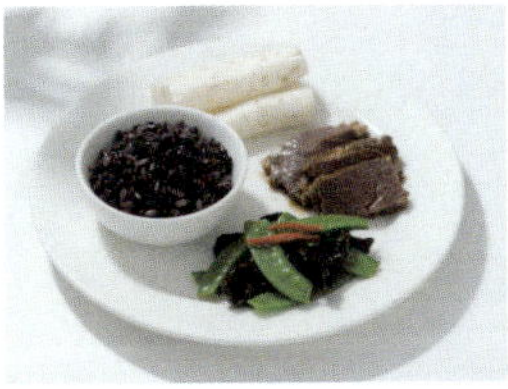

表 24　1 600 kcal 能量的食谱示例 3

餐次	食物	用量（生重）
早餐	藜麦牛油果沙拉	藜麦 25 g、牛油果 100 g、蔬菜 100 g、小西红柿 20 g、油醋汁 10 g
	烤三文鱼	三文鱼 75 g、酱油 10 g
	酸奶	120 g
午餐	薏米饭	薏米 20 g、大米 80 g
	芝麻拌菠菜	菠菜 100 g、芝麻 8 g、香油 5 g
	芦笋炒口蘑	芦笋 100 g、口蘑 50 g、山茶籽油 5 g
	西红柿鸡蛋汤	西红柿 100 g、鸡蛋 25 g
晚餐	黑米饭	黑米 20 g、大米 55 g
	蒸山药	100 g
	酱牛肉	100 g
	荷兰豆拌木耳	荷兰豆 100 g、木耳 2 g、紫苏籽油 5 g

6. 上班族的减脂食谱

对于忙碌的上班族而言，严格按照食谱采购备餐、开火烹饪，不仅耗费大量时间和精力，更容易因难以坚持而中途放弃。当你近期工作异常繁忙、实在无暇下厨时，也不必焦虑——单位食堂、外卖和快餐完全可以成为你的首选！关键在于在便捷中把握营养均衡。

学会巧妙选择低脂高蛋白的外卖，并聪明地搭配新鲜蔬菜，就能在满足口腹之欲的同时，为健康减脂提供强大助力。

以下特别设计5套即食减脂食谱，助你轻松实现“便捷生活”与“减脂目标”的双赢。这些方案营养均衡，不影响减脂效果，更兼顾你的工作效率。

（1）食谱特点

在工作中大脑依赖糖分供能，身体也处于高耗能状态，因此极低碳水饮食并不可取（会影响思维清晰度和判断力）。上班族的减脂食谱应严格遵循“复合碳水＋优质蛋白质＋绿叶蔬菜”的核心原则，并将每日摄入热量控制在 1 400 ～ 1 600 kcal，能提供持久能量。

（2）食谱示例

①食谱示例 1

◎早餐：无糖黑芝麻糊 30 g ＋ 250 mL 开水冲调、香蕉 1 根、巴旦木 10 g。

◎午餐：蔬菜 250 g ＋沙拉酱 15 g、即食鸡胸肉 100 g、荞麦面条 120 g。

◎晚餐：奇亚籽 5 g ＋羽衣甘蓝粉 3 g ＋冷冻莓果 90 g ＋脱脂牛奶 250 mL、水煮鸡蛋 1 个、黄瓜 1 根。

②食谱示例 2

◎早餐：小米粥 25 g、馒头 50 g、水煮鸡蛋 1 个、拌蔬菜 200 g。

◎午餐：米饭 100 g、清蒸鱼 / 肉片 75 g、凉拌菜 100 g、素炒蔬菜 100 g。

◎晚餐：奇亚籽 5 g ＋无糖酸奶 200 mL ＋羽衣甘蓝粉 3 g ＋蓝莓 100 g ＋水 100 mL、西红柿 1 个。

③食谱示例 3

◎早餐：全麦吐司 2 片 + 黑芝麻酱 10 g + 香蕉 100 g（切成两段夹在面包片里）放空气炸锅 200 ℃烤 5 min，脱脂牛奶 250 mL。

◎午餐：糙米饭 100 g，水煮鸡蛋 1 个，拌饭酱料 15 g，早晨将青菜 250 g（如西葫芦、胡萝卜、香菇、豆 芽、油菜等）焯熟后加入餐盒。中午将所有食物加热后加入拌饭酱料，拌匀食用。

◎晚餐：杂粮饭 25 g、虾仁菠菜豆腐汤（虾仁 50 g、菠菜 150 g、豆腐 50 g）。

④ 食谱示例 4

◎早餐：无糖酸奶 200 g 、即食燕麦片 25 g、坚果 10 g、小番茄 50 g。

◎午餐：盒装混合蔬菜沙拉 250 g ＋油醋汁 15 mL、鹰嘴豆 / 红豆 30 g、水煮鸡蛋 1 个。

◎晚餐：冷冻肉包子 2 个（微波炉加热 3 ～ 5 min）、无糖豆浆 300 mL（豆粉冲调）、黄瓜 1 根。

⑤ 食谱示例 5

◎早餐：全麦三明治（全麦面包 2 片＋水浸金枪鱼罐头 50 g ＋芝士 1 片＋生菜 2 片）、黑咖啡 300 mL。

◎午餐：水煮玉米 1 根、虾仁沙拉（虾仁 75 g ＋生菜、紫甘蓝、黄瓜、番茄共 250 g ＋沙拉酱 15 g）。

◎晚餐：米饭 50 g，南瓜 100 g、豆腐 100 g、西蓝花 150 g ＋亚麻籽油 10 g（蒸锅蒸 20 min）。

7. 食物选择原则

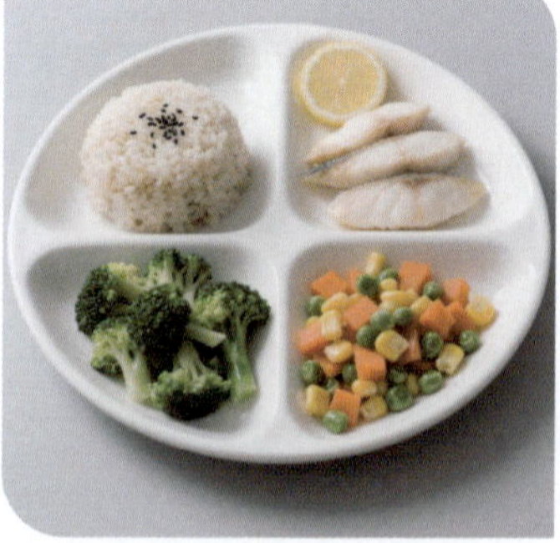

实操方法：1 ＋ 1 ＋ 2 原则。

1 拳主食：以复合碳水化合物为主（燕麦、红薯、糙米饭等）。

1 拳优质蛋白质：鸡蛋、鱼、虾、豆制品等。

2 拳蔬菜：优先选择深绿色蔬菜（菠菜、西蓝花）和菌菇类，每日膳食纤维≥ 25 g，延缓糖分吸收的同时为肠道菌群提供营养底物。

（1）主食的选择

主食每天要粗细粮搭配更合理。

① 优先选择

优先选择黑米、薏米、全麦、荞麦、燕麦、藜麦等全谷物，黑豆、红豆、绿豆等杂豆类，以及玉米、糙米等粗粮。可制作成营养丰富的豆饭、黑米饭、燕麦饭，也可加工成荞麦馒头、全麦馒头、全麦面包、玉米饼等。

② 限制食用

精白米面制品需适量食用，包括白米饭、白面条、白馒头、白面包，以及粉丝、粉条、年糕等，减少精细碳水的过度摄取。

③ 避免食用

应避免食用深加工糯米制品，如酒酿圆子、五花肉粽子等；高油烹饪主食，如油条、烧饼、炸薯条等；高糖高脂零食，如奶油蛋糕、黄油面包、奶油爆米花，以及甜点心、糖果、巧克力、甜饮料、西式快餐、蜜豆、馅饼等。

④食用建议

主食通常每天分成 2 ～ 3 餐摄入。如果餐后血糖控制不佳，可将主食分成多餐摄入，避免餐后血糖升高。建议每天摄入粗杂粮 50 ～ 100 g，如黑米、薏米、全麦、荞麦、燕麦、黑豆、红豆、绿豆等。若额外食用土豆、芋头、山药等食物，主食要减量。此外，应尽量少喝细粮粥等。

（2）优先蛋白质的选择

① 优先选择

减脂期间，优先选择高蛋白、低脂肪的蛋白质来源至关重要。这类食物能提供充足饱腹感，帮助维持肌肉量，同时避免摄入过多热量。

优先选择鸡蛋、鱼、虾、瘦肉（禽畜）、豆腐、脱脂牛奶、无糖酸奶。作为优质蛋白质来源的鱼、虾、蟹、贝类等水产品不仅脂肪含量普遍较低，还富含对健康有益的不饱和脂肪酸。建议每周至少食用 2 次，或一周总量达到 280 ～ 525 g（相当于每天 40 ～ 75 g）。

② 高蛋白、低脂肪的动物性来源（蛋白质、脂肪含量以 100 g 可食部分计）

◎ 禽类

• 鸡胸肉（去皮）：含蛋白质约 31 g，脂肪仅约 3.6 g。

• 火鸡胸肉：营养特性与鸡胸肉相似，脂肪含量低。

◎海鲜类

• 白肉鱼（如鳕鱼）：含蛋白质约 20 g，脂肪通常低于 1 g。

• 虾：含蛋白质约 24 g，脂肪仅约 0.3 g。

• 其他海鲜：扇贝、龙虾、螃蟹、蛤蜊、牡蛎等，普遍蛋白质含量高，脂肪含量低。

◎蛋清：一个蛋清含蛋白质约 3.6 g，脂肪接近 0 g。

◎瘦牛肉：选里脊部位，含蛋白质约 26 g，脂肪约 5 g。

◎脱脂 / 低脂乳制品

• 希腊酸奶（脱脂，无糖）：170 g 希腊酸奶含蛋白质约 17 g。

• 脱脂 / 低脂干酪：含蛋白质 11 ～ 15 g。

• 脱脂 / 低脂牛奶：提供优质蛋白质和钙质，脂肪均低于 3 g。

③高蛋白、低脂肪植物性来源（蛋白质、脂肪含量以 100 g 可食部分计）

• 豆类：煮熟的豆类含蛋白质 7 ～ 10 g，脂肪通常低于 1 g。

• 豆腐：含蛋白质 10 ～ 15 g，脂肪 4 ～ 6 g。

• 豆干 / 千张：含蛋白质约 16 g，脂肪约 8 g（不同产品差异大，购买时需留意营养成分表）。

• 面筋 / 谷朊粉制品：蛋白质含量极高（75%），脂肪含量极低（注意：麸质过敏者禁食）。

• 藜麦：含蛋白质约 4.4 g，脂肪约 1.9 g（含完全蛋白质）。

• 燕麦片：含蛋白质 13 ～ 17 g，脂肪约 7 g（主要为健康不饱和脂肪）。

• 种子类：如奇亚籽、亚麻籽的蛋白质含量不错，脂肪主要为健康 Omega-3 脂肪酸，需控制分量（1 ～ 2 汤匙）。

④限制或避免的高脂肪蛋白质来源

• 畜类高脂肪部位：如肥肉、五花肉、蹄髈、脑花等。

• 富含油脂的内脏：如大肠、鹅肝等。

• 采用油炸、红烧等高油高盐高糖方式烹制的畜禽肉类。

⑤烹饪建议

优先选择清蒸、水煮、烤、少油快炒/煎等低脂烹饪方式。避免油炸、红烧等需要大量添加油脂、糖和盐的烹饪方法。

（3）蔬菜的选择

蔬菜是我们日常饮食中维持身体健康的重要组成部分，合理选择和摄入蔬菜对我们的身体益处多多。每日选择新鲜、应季蔬菜 500 g，其中深色蔬菜达到 250 g，每餐至少食用 2 种蔬菜。同时，部分蔬菜可以选择拌菜或生吃的方式，这样能最大程度保留蔬菜中的营养成分，例如，生菜、黄瓜适合生吃，紫甘蓝做拌菜就很美味。

①蔬菜选择原则

◎颜色越深越好：在同类蔬菜中，通常颜色越深、越鲜艳，其植物化学物质（如叶绿素、类胡萝卜素、花青素）和某些维生素（如维生素 C、叶酸）的含量越高。例如，深绿色的菠菜比浅色的菠菜营养密度更高。

◎种类多样化：不同颜色的蔬菜提供不同的植物化学物质和营养素。每天或每周尽量轮换选择不同颜色的深色蔬菜，确保营养摄入全面。例如，午餐吃深绿色的西蓝花，晚餐吃红色的西红柿和紫红色的紫甘蓝沙拉。

◎新鲜度优先：选择叶片鲜嫩、色泽鲜亮、无黄叶、无萎蔫、无腐烂或损伤的蔬菜。根茎类蔬菜应坚实，无皱缩或软烂。

◎应季、本地蔬菜优先：应季、本地蔬菜通常更新鲜，营养更丰富，风味也更好，且价格更实惠。

②深色蔬菜所含的主要营养素及作用

◎深绿色蔬菜所含的主要营养素及作用：叶绿素、叶黄素、玉米黄质、维生素 K、叶酸、钙、镁、维生素 C 等；对骨骼健康、视力保护、心血管健康有益。

◎红色 / 橘红色蔬菜所含的主要营养素及作用：β – 胡萝卜素（在体内转化为维生素 A）、番茄红素、维生素 C；对视力健康、皮肤健康、抗氧化（对抗自由基）、免疫力有益。

◎紫红色蔬菜所含的主要营养素及作用：花青素、原花青素、白藜芦醇（部分）；强大的抗氧化、抗炎作用，有助于保护心血管、延缓衰老、改善认知功能。

③ 深色蔬菜分类

深色蔬菜分类见表 25。

表 25　深色蔬菜分类

深绿色蔬菜	红色 / 橘红色蔬菜	紫红色蔬菜
绿叶类：菠菜、油菜、小白菜、油麦菜、生菜（深色品种）、空心菜、芥菜、茼蒿、苋菜（绿苋菜）、芹菜叶、香菜、茴香 十字花科类：西蓝花、西兰苔、芥蓝、羽衣甘蓝、结球甘蓝（深绿色外层叶子）、抱子甘蓝 其他：豌豆苗、红薯叶、秋葵、芦笋（绿色部分）、苦瓜（青绿色部分）	根茎类：胡萝卜、红菜头（甜菜根）、红芯红薯 茄果类：西红柿（番茄）、红辣椒（甜椒 / 彩椒）。 瓜类：红南瓜（如红栗南瓜）、橘红色瓤的南瓜（如贝贝南瓜）	叶菜 / 茎菜类：紫甘蓝、红苋菜、紫背天葵、红菜苔（茎和花苔部分） 根茎类：紫薯（属于淀粉类蔬菜，但颜色深） 茄果类：紫茄子（尤其是皮）、红洋葱（外层皮和肉都富含花青素） 其他：红菊苣（紫红色部分）

④ 不宜食用

高糖高油烹饪的蔬菜，如炸藕夹、炸茄盒、油焖茄子等。

⑤ 烹饪建议

◎蔬菜适合快炒、焯拌、煮汤（时间不宜过长，避免营养流失和颜色变黄）。

◎花青素适合凉拌、快速清炒或短时间蒸煮，能较好保留营养和颜色。

◎番茄红素（西红柿、红椒）和 β－胡萝卜素（胡萝卜、南瓜）是脂溶性的，适合用少量健康油脂（如橄榄油）烹饪，或与含脂肪食物同食，以提高吸收率。生吃也能获取维生素 C。

（4）水果的选择

① 多选择富含维生素 C 的水果

◎作用：增强免疫力，促进胶原蛋白合成（有益皮肤、血管、骨骼），抗氧化，促进铁吸收。

◎优秀来源：酸枣、鲜枣、刺梨、沙棘、黑加仑、猕猴桃（尤其是黄心 / 金果）、草莓、橙子、柑橘（橘子、柚子、柠檬、葡萄柚）、山楂。

鲜枣是常见水果中维生素 C 的王者，维生素 C 的含量远超柑橘类。柠檬中维生素 C 的含量不如柑橘类（100 g 柠檬中维生素 C 的含量约 53 mg，100 g 橙子中维生素 C 的含量约 33 mg），泡水喝时摄入量有限。

注意：

维生素 C 易溶于水且在高温和空气中易被破坏，建议新鲜食用，避免长时间浸泡或高温烹煮。

② 运动量较大时，选择含钾高的水果

◎作用：钾是重要的电解质，运动时出汗会丢失钾。补钾有助于维持体液平衡、增强神经肌肉功能（预防抽筋）、稳定血压。

◎优秀来源：牛油果、枣（鲜枣或干枣中钾的含量都很高）、香蕉、山楂、龙眼（桂圆干中钾的含量更高，但糖分也高）、椰子水、榴莲、樱桃、猕猴桃、橙子、哈密瓜。

牛油果是水果中的“钾王”，远超香蕉（100 g 牛油果中钾的含量约 485 mg，100 g 香蕉中钾的含量约 358 mg），但热量也高。

枣类（鲜枣、红枣）含钾量非常突出，且还富含维生素 C（鲜枣），是运动前后的良好能量和矿物质补充的来源，但同样需注意糖分。

③ 胰岛素抵抗或血糖异常者，优选低 GI 水果

◎作用：低 GI 水果升高血糖的速度较慢、幅度较小，有利于血糖平稳控制。

◎优选低 GI 水果：樱桃、柚子、西柚、草莓、橙子、橘子、苹果、梨、桃子、李子、杏、猕猴桃、蓝莓、黑莓、覆盆子、山竹、桑葚，牛油果（几乎不含糖，GI 极低，但热量相对较高）。

◎警惕高 GI 水果：西瓜、菠萝、芒果、熟香蕉。需谨慎控制分量或避免食用。水果干（葡萄干、枣干等）、果汁（即使纯果汁）的 GI 值高且易过量，应尽量避免。

④ 减脂期的“超级明星”——莓果类

在减脂期间，将莓果类如蓝莓、草莓、樱桃、桑葚、黑加仑、红提等作为水果的首选之一是非常推荐的。莓果类普遍属于低 GI 甚至极低 GI 食物（GI 值通常在 25 ～ 40）。它们凭借低热量、高纤维、低 GI、强抗氧化的核心优势，完美契合减脂需求，帮助控制饥饿感，稳定血糖，减少炎症，同时提供丰富的营养素和饱腹感。

◎作用

抗氧化抗炎能力强：莓果富含花青素、白藜芦醇等多种强效抗氧化剂和抗炎物质。

减轻慢性炎症：肥胖通常伴随慢性低度炎症，而炎症会阻碍脂肪代谢。莓果的抗炎作用有助于提高代谢率。

保护细胞：减脂过程中身体处于代谢活跃状态，抗氧化剂有助于保护细胞免受氧化应激损伤。

满足口欲：莓果带有天然的酸甜风味，可以作为健康甜点的替代品（如搭配无糖酸奶、制作奶昔），有效满足减脂期对甜食的渴望，避免摄入精制糖和高热量甜点。

◎优先选择

• 首选新鲜莓果。营养保留最完整，口感最佳。

草莓：维生素 C 含量丰富，低热量之王。

蓝莓：抗氧化之王，对大脑和视力也有益。

树莓/覆盆子：纤维含量冠军，口感独特。

黑莓：纤维含量极高，抗氧化性强。

蔓越莓：对泌尿系统健康有益，但通常较酸，注意市售果汁和果干可能会添加糖分。

• 冷冻莓果是好选择。冷冻莓果营养损失很小，价格通常更实惠，方便储存，尤其在不产新鲜莓果的季节。非常适合制作奶昔、加入燕麦粥或酸奶中。

◎警惕莓果陷阱

• 控制分量：莓果虽然味美且营养价值高，但再健康的食物也有热量。建议每次食用量在 100 ～ 150 g。

• 严格限制：果干、蔓越莓干、蓝莓干等浓缩了糖分，热量飙升，且常额外添加大量糖分。减脂期应严格限制。

• 避免食用：果酱、莓果派、莓果蛋糕、果汁等通常添加大量糖分，GI 值高，热量高，应避免食用。

（5）油脂的选择

①优先选择

◎富含 Omega-3 系列的 α－亚麻酸油：亚麻籽油、紫苏籽油、核桃油。

◎富含单不饱和脂肪酸的油：特级初榨橄榄油、山茶籽油、牛油果油、高油酸葵花籽油、低芥酸菜籽油、芝麻油。

②烹调要求

山茶籽油、橄榄油、高油酸葵花籽油、低芥酸菜籽油适合中式炒菜，其余油类尽量凉拌或者低温短时烹调。

③ 警惕高脂肪食物

我们要警惕食物中那些看不见的脂肪。很多人认为烹调用油是膳食脂肪的唯一来源，其实日常食用的很多食物中都含有脂肪，却常常容易被忽视。肉类、动物内脏、坚果中均含有较多“看不见”的脂肪。这些“看不见”的脂肪容易导致膳食脂肪过量摄入，进而造成肥胖。

警惕以下高脂肪食物，如肉类 / 动物内脏：肥牛、五花肉、猪蹄、鸡皮、动物内脏（肝、脑）等；加工肉制品，如香肠、培根、午餐肉、肉松、腊肉等；乳制品，如全脂牛奶、奶酪、黄油、冰激凌等；坚果种子，如夏威夷果、碧根果、油炸花生、糖衣坚果等；烘焙零食：如蛋糕、曲奇、酥皮点心、蛋挞等。

坚果虽含健康脂肪，但热量极高（100 g 坚果≈ 600 kcal），每日建议食用 10 ～ 15 g。

④购买加工食品需看标签

警惕氢化植物油、植脂末、精炼植物油等反式脂肪来源。

8. 不想饿肚子，这 3 招悄悄增加饱腹感

（1）膳食纤维+高蛋白：让“抗饿”更持久

从增加饱腹感的角度来说，蔬菜是很好的选择。高纤维的蔬菜（如西蓝花、芹菜等）与高蛋白食物（如鸡蛋、鱼类）搭配，能稳定血糖并延长饱腹感。

◎高纤维绿叶菜与粗杂粮（如羽衣甘蓝、菠菜、芹菜、燕麦、糙米等）与奇亚籽搭配食用，纤维吸水膨胀率达 12 倍，饱腹感明显。

◎胶质蔬菜（如秋葵、山药、木耳等）与芋丝搭配食用，形成胃内凝胶，延缓食物排空。

◎十字花科蔬菜（如抱子甘蓝、花椰菜、紫甘蓝、西蓝花等）蒸煮后，添加亚麻籽油，可增加饱腹感。

◎每餐 100 g 的优质蛋白（如水煮鸡蛋、鱼肉、鸡胸肉等），饱腹感将持续 4 h。

（2）调整进食顺序：先“占胃”再“吃好”

吃饭的顺序是控制食用量的一个关键因素，进食顺序若遵循“膳食纤维汤→蔬菜→蛋白质→复合碳水”的原则，能从一开始就给胃“填底”，减少后续高热量食物的摄入。而且优先进食蔬菜这类高膳食纤维食物，可增加饱腹感，延缓糖分吸收，避免餐后血糖快速升高。

◎若饥饿难耐，餐前 30 min 可先喝 500 mL 温开水，进一步增加

饱腹感，约可降低 22% 的正餐进食量。

◎餐前将 5 mL 苹果醋加入 300 mL 温开水中冲服，能增加饱腹感，延缓血糖升高，降低餐后血糖波动，避免餐后不久便感到饥饿的问题。

（3）放慢进食速度：给大脑接收到“吃饱”的时间

吃东西速度太快的人，往往胃已经撑了，大脑却还没接收到“吃饱”的信号。试试这样做：

◎放进嘴里的食物要细嚼慢咽，每口食物咀嚼 20 次以上。

◎专注进食不分心，每餐进食时间至少 20 min，让大脑有足够时间接收饱腹信号，避免不知不觉吃撑。

◎当感觉“还能再吃两口，但不吃也不饿”时，就是该停筷的“七分饱”状态。这样既能避免吃撑，又能让身体真实感知“满足感”，从根源上减少“吃完后悔”的情况。

这三招不搞极端节食，而是靠食物本身的特性和吃法，让“吃饱”与“减脂”和平共处，能轻松坚持更久。

9. 两款中医茶饮来助“瘦”

（1）陈皮荷叶茶

陈皮荷叶茶的制作方法及保健功能见表 26。

表 26 陈皮荷叶茶的制作方法及保健功能

陈皮荷叶茶	
主要原料	陈皮、荷叶
制作方法及食用量	荷叶 20 g、陈皮 10 g，用沸水冲泡或者煮一下
保健功能	化痰祛湿，减脂，调节血脂
适宜人群	痰湿性肥胖者
不适宜人群	儿童、孕妇及哺乳期妇女

①陈皮的作用原理

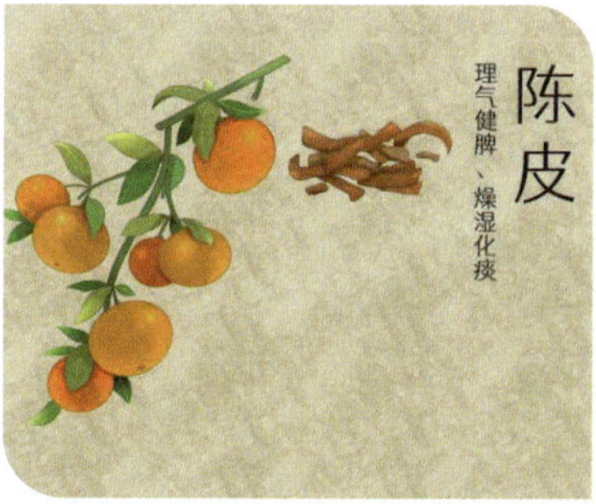

陈皮甘温，具有化痰、祛湿、健脾的作用，它既可以除有形之痰（比如咳嗽出来的痰），也可以化无形之痰（比如腹型肥胖中腹部的痰湿）。另外，它可以通过健脾以促进脾胃运化水湿，间接达到祛湿的效果。

②荷叶的作用原理

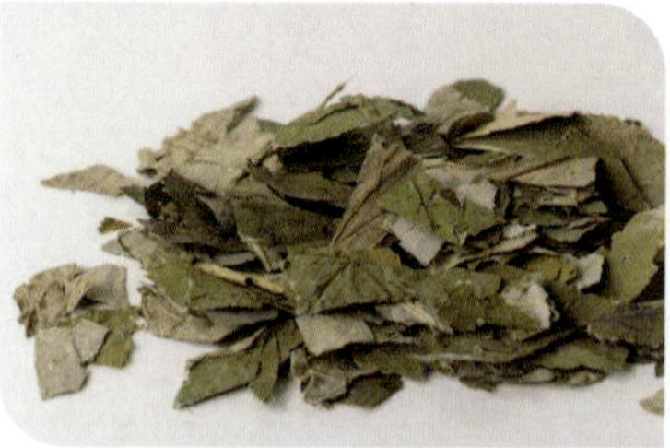

荷叶具有醒脾祛湿的功效。在暑湿季节，特别是夏季，荷叶的祛湿效果非常好。

（2）黄芪麦芽茶

黄芪麦芽茶的制作方法及保健功能见表 27。

表 27　黄芪麦芽茶的制作方法及保健功能

黄芪麦芽茶	
主要原料	黄芪、炒麦芽
制作方法及食用量	黄芪 20 g、炒麦芽 10 g，用 90 ℃水冲泡 20 min
保健功能	生发脾气，健脾益气，提高体力，减少虚汗，减脂，调节血脂
适宜人群	气虚体胖者
不适宜人群	儿童、孕妇及哺乳期妇女

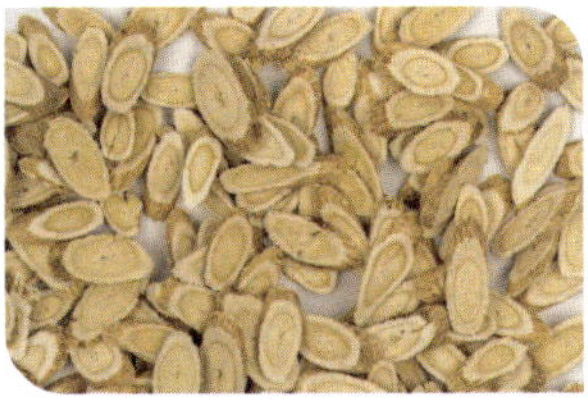

①黄芪的作用原理

对于气虚者来说，气虚往往与脾虚有关。黄芪具有补气提神、缓解脾气虚弱的作用。

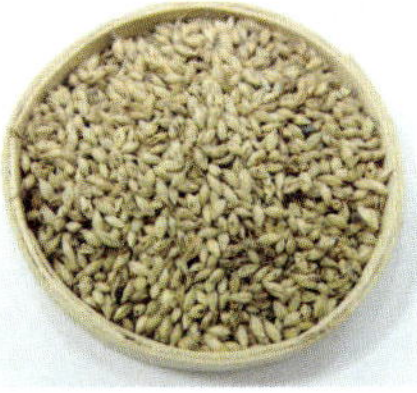

②麦芽的作用原理

生麦芽具有清胃热、消导滞的作用。炒制后的麦芽则具有消食化积、健脾祛湿的功效。

医师护航

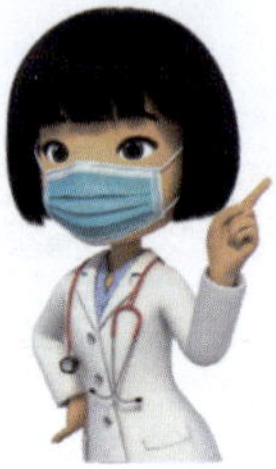

◎ 还有一些食材也有一定的祛湿作用，比如莲子、薏米、玉米须。

◎ 茶饮食材虽为药食同源的中药材，但不建议长期饮用，减至正常体重后，应停止食用。是否继续饮用需中医辨证后判断。

打卡手账

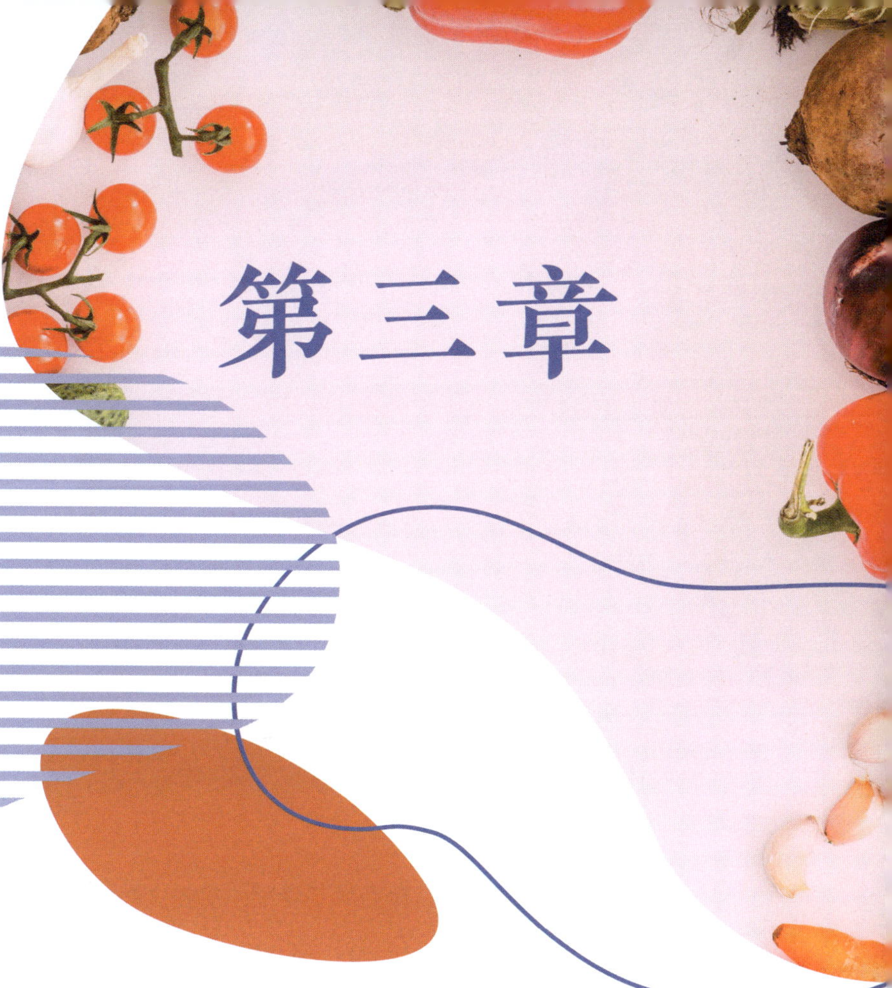

第三章

精准蜕变，个性化饮食计划制订

一、适合自己的才是最好的：一份专属计划

在减脂的道路上，没有放之四海而皆准的万能公式，只有适合自己的方案才是最好的。每个人的身体状况、生活习惯、饮食习惯各不相同，因此，一份专属的减脂计划至关重要。这份计划将从个人实际情况出发，循序渐进地实现减脂目标，同时确保减脂过程舒适且可持续。

1. 身体状况评估

（1）减脂个性化要求

从身体特征到生活习惯进行精准适配，全面评估个人状况。

（2）身体指标检测

测量体重、身高、BMI、体脂率、腰围、基础代谢率，以及肝功能、肾功能、血糖、血脂、胰岛素抵抗指数等代谢指标，明确肥胖程度与健康风险。

（3）生活习惯调查

了解日常饮食偏好、运动情况、工作强度、睡眠质量等。

若通过饮食与运动调控，体重仍持续不变，需警惕潜在健康问题。此时应及时寻求医疗干预，排查是否存在代谢性或内分泌疾病。2 型糖尿病、高血压、血脂异常、脂肪肝、慢性肾病、多囊卵巢综合征、睡眠呼吸暂停综合征、高尿酸血症与痛风、甲状腺疾病、乳腺疾病，

以及结直肠癌等健康问题可能直接影响减脂效果，需通过梳理病史与辅助检查精准识别。

对于合并慢性病的人群，饮食需要更科学的个性化设计。但无论采用何种干预手段，以营养与运动为核心的生活方式管理始终是健康减脂的基础。唯有回归健康的日常生活习惯，才能实现体重的长久稳定。

2. 健康为尺：结合疾病状况，明确减脂目标

不同疾病状况的减脂目标及作用见表 28。

表 28 不同疾病状况的减脂目标及作用

疾病状况	减脂目标及作用
无	减脂 5% ～ 10%， 可预防肥胖相关性疾病
糖尿病前期	减脂 10%，可预防 2 型糖尿病
2 型糖尿病	减脂 5% ～ 15% 或更多， 降低糖化血红蛋白值，减少降糖药用量，减轻糖尿病症状
血脂异常	减脂 5% ～ 15% 或更多， 降低胆固醇、甘油三酯、低密度脂蛋白胆固醇，提升高密度脂蛋白胆固醇
高血压	减脂 5% ～ 15% 或更多， 降低收缩压和舒张压，减少降压药用量

（续表）

疾病状况	减脂目标及作用
脂肪肝	减脂 5% ～ 10% 或更多， 减少肝脏脂肪含量
多囊卵巢综合征	减脂 5% ～ 15% 或更多， 调理月经周期，提高胰岛素敏感性，降低血清雄激素水平
睡眠呼吸暂停综合征	减脂 10% 或更多， 改善总体现状和相关各项指标

3. 可以选择代餐食品吗?

近年来，代餐食品作为一种控制能量的特殊食品，逐渐进入大众视野。它是为满足成人控制体重期间一餐或两餐的营养需要，代替部分膳食而专门加工配制的食品。中国营养学会发布的《代餐食品团体标准》（T/CN SS002–2019），从原料、感官、营养成分、标签到名称等方面对代餐食品都做出了明确要求，为其规范生产和市场流通提供了依据。

代餐食品之所以能在减脂领域占据一席之地，其核心原理在于通过食品代餐食品代替正餐，以减少食物种类、控制食物分量，实现可持续的减脂效果。这种方式不仅能帮助人们改善肥胖，降低相关疾病发生率，还能最大程度减少瘦体重的损失，从而让使用者在减脂过程中维持力量和身体机能，为长期维持体重打下基础。此外，食用代餐食品并配合补充维生素和矿物质的结构化饮食计划，是一种安全有效的饮食策略，甚至还能改善疾病风险的某些生物标志物。

对于代谢综合征和心血管疾病患者而言，代餐食品在短期内展现出了一定的积极作用。短期使用代餐食品能够有效控制这类患者的体重，降低其心血管事件的发生风险，为他们的健康管理提供了一种可行的辅助手段。

不过，代餐食品并非完美无缺。由于其长期应用的有效性尚不明确，许多针对超重/肥胖者日常管理的指南并未将其作为常规推荐食品，甚至不建议将其纳入日常管理方案中。这也提醒我们，在选择代餐食品进行减脂时，需要综合考虑自身情况，权衡短期效果与长期影响，并在专业人士的指导下进行，以确保减脂过程的安全性与科学性。

4. 减肥常见误区及科学建议

（1）误区一：不吃主食减得快

①真相

碳水化合物是大脑和神经系统的主要能量来源，若长期摄入不足，可能会导致头晕、注意力下降、情绪焦虑等问题。采用极端低碳饮食会迫使身体分解肌肉供能，导致基础代谢率下降，反而不利于长期减脂。

研究显示，完全戒断主食可能引发酮症酸中毒（尤其糖尿病患者），出现口臭、疲劳甚至器官损伤。

②科学建议

优先选择低 GI 主食（如燕麦、糙米、红薯），每日摄入 150 ～ 300 g（生重），占全天热量需求的 40% ～ 50%。

搭配膳食纤维（如西蓝花、芹菜）和蛋白质（如鸡蛋、豆腐），延缓血糖波动，增加饱腹感。

（2）误区二：只吃蔬菜水果瘦得快

①真相

多数水果含糖量较高（如芒果含糖量约 15%、荔枝含糖量约 18%），过量摄入会刺激胰岛素分泌，促进脂肪合成。

蔬菜、水果缺乏优质蛋白质和必需脂肪酸，长期单一饮食易导致免疫力下降、内分泌紊乱。

虽然果糖代谢不依赖胰岛素，但过量摄入会转化为内脏脂肪，增加非酒精性脂肪肝风险。

②科学建议

每日食用水果量控制在 200 ～ 350 g（约 1 个苹果＋ 1 个橘子），选择低糖品种水果（如草莓、蓝莓、柚子）。

增加深海鱼类（如三文鱼）、坚果（如核桃）、亚麻籽等富含

Omega-3 的食物，平衡炎症反应。

（3）误区三：不吃早餐更容易瘦

①真相

空腹状态会触发人体“饥饿补偿机制”，午餐摄入热量会增加 30% ～ 50%，且更倾向食用高油高盐食物。

低血糖状态刺激生长激素分泌，促进脂肪囤积而非分解。长期不吃早餐可能会引发胆结石（胆汁浓缩结晶）、胃溃疡等疾病。

②科学建议

早餐需包含三大类食物：全谷物（如全麦面包）、优质蛋白质（如无糖酸奶）、膳食纤维（如奇亚籽）。

推荐搭配：1 片全麦吐司、1 个水煮鸡蛋、1 杯无糖豆浆、5 颗圣女果。

（4）误区四：体重瘦得越快越好

①真相

快速减重（每周减重超过 1 kg）会导致肌肉流失率增加 40%，基础代谢率下降。极端节食易引发胆汁淤积，胆结石风险提高 3 倍。更值得注意的是，若体重反弹，新增的脂肪大多会堆积在腹腔的内脏周围。内脏脂肪过多会扰乱身体的代谢平衡，增加患代谢综合征的风险，比如引发高血压、高血糖、高血脂等问题，对健康的危害极大。所以，减脂应该循序渐进，注重健康和可持续性，而不是盲目追求快速减重。

②科学建议

每周减重 0.5 ～ 1 kg，6 个月内减掉当前体重的 5% ～ 10% 为安全范围。

可采用限能量均衡饮食（每日减少摄入热量 300 ～ 500 kcal），配合抗阻训练（每周 2 ～ 3 次深蹲、俯卧撑）。

（5）误区五：生酮饮食是“躺瘦”神器

①真相

生酮饮食是一种高脂肪、低碳水化合物、适量蛋白质摄入的饮食方法，短期内生酮饮食可以让减肥者初期的体重有明显的降低，但是长期盲目维持低碳水化合物摄入可能会造成低血糖、便秘，也可能由于不当的高脂肪、高蛋白质摄入导致肝肾疾病。如果有肾衰竭史、严重肾功能不全，或患有泌尿系统结石、血脂异常、肝衰竭、慢性代谢性酸中毒、胰腺炎、1 型糖尿病、免疫性糖尿病、活动性胆囊疾病、脂肪消化障碍、心肌梗死、脑梗死、心脏射血指数下降、不稳定型心绞痛、心律失常等疾病，生酮饮食应绝对禁忌。

②科学建议

如果需要减肥，应搭配健康的饮食和营养指导，并寻求专业的营养师，制订具有针对性的食谱和运动计划。在没有专业营养师指导的情况下，建议科学减肥，平衡膳食并进行适量运动，切忌盲目断食碳水化合物。

（6）误区六：不吃肉能减肥

①真相

不吃禽、畜、鱼、肉等动物性食物，以主食（如米面、薯类）和蔬果作为摄入主体，这样的饮食方法看似减少了脂肪来源，实则潜藏诸多健康风险。长期低蛋白质、低能量的饮食模式会在降低体重的同时，出现肌肉减少、皮肤弹性变差等现象，人体基础代谢率也将随之降低——这意味着你每天“躺着不动”消耗的热量变少了，将为后续减重困难甚至“易胖体质”埋下伏笔。

②科学建议

优先选择脂肪含量低的肉类食材。鱼、虾、蟹、贝等水产品每周至少食用 2 次或者每周食用量为 280 ～ 525 g（相当于每天 40 ～ 75 g），建议畜禽肉食用量每周不超过 500 g（每天不超过 70 g），每日 1 个鸡蛋，低脂或脱脂牛奶 300 ～ 500 mL，大豆 15 ～ 25 g。

（7）误区七：熬夜不影响减重

①真相

睡眠不足会使饥饿素分泌量增加 28%，瘦素分泌量减少 18%，导致食欲失控。深度睡眠不足会影响生长激素分泌，阻碍脂肪分解。而且长期熬夜者内脏脂肪堆积速度比规律睡眠者快 30%。

②科学建议

保证每日 7 ～ 9 h 睡眠，固定作息时间。

睡前 2 h 避免蓝光暴露，可饮用含色氨酸的温牛奶助眠。

二、特色饮食模式

1. 江南饮食模式

江南饮食模式是指以浙江、上海、江苏等地为代表的长江中下游地区居民长期形成的饮食模式。江南饮食模式崇尚自然，顺应时序。以稻米为基础，搭配糙米、薯类等，适度摄入鸡、鸭、鱼、虾、蟹等白肉，以及豆制品、坚果、奶类和黄酒，同时保证适量的蔬菜和水果摄入量。在烹饪方式上，推荐使用植物油（如菜籽油）进行低温烹饪，多采用蒸、煮、涮的方式。

（1）江南饮食特色菜谱一：清蒸鲈鱼

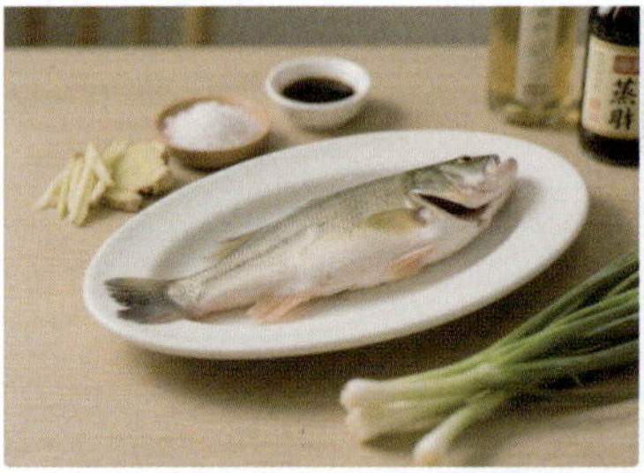
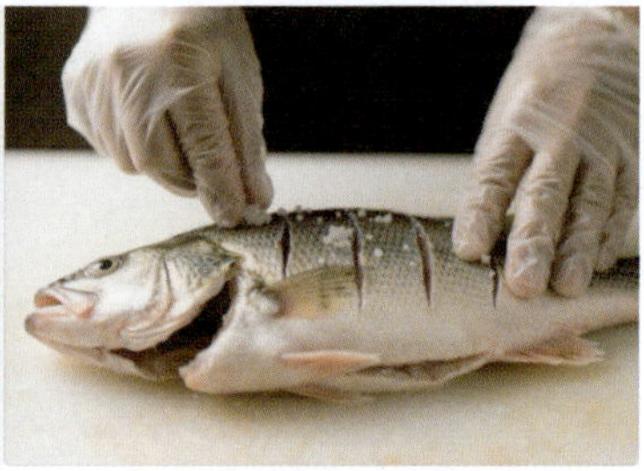

①准备：鲈鱼 1 条、姜丝、葱丝、盐、蒸鱼豉油、料酒。

②制作方法：

◎鲈鱼去除内脏后清洗干净，注意内脏清洗时务必刮净腹腔黑膜（去腥关键）。

◎ 鱼身两侧以 45° 角斜切 3 ～ 4 刀，深至鱼骨。

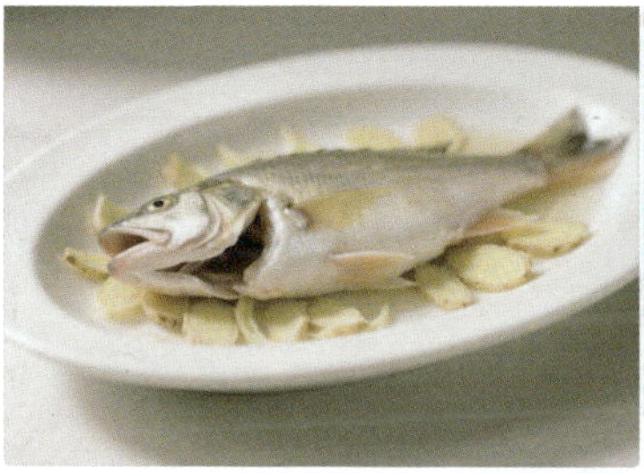
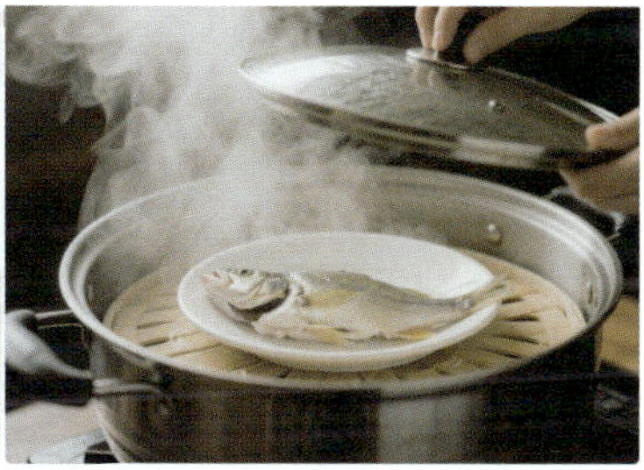

◎鱼身抹少许盐，加 1 勺料酒、3 片姜（腌制后丢弃），腌制 20 min。

◎盘底垫葱段（与姜丝共同架高鱼身，使之受热更均匀）。

◎蒸制时保持大火足汽（蒸锅水要足，中途不开盖），500 g 鱼蒸制时间 8 min，后关火焖 2 min（鱼重每增或减 100 g，焖制时间加或减 1 min）。

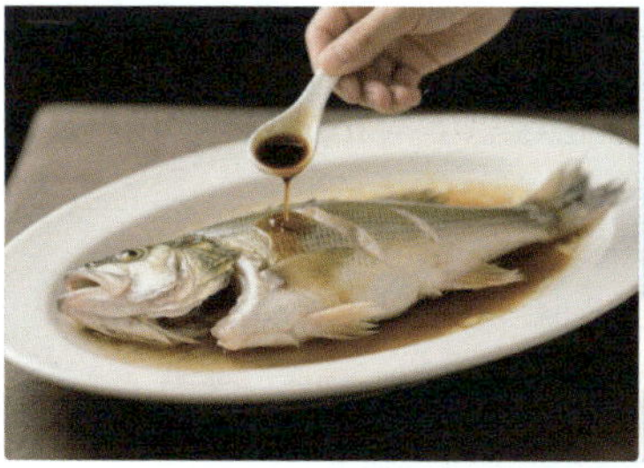
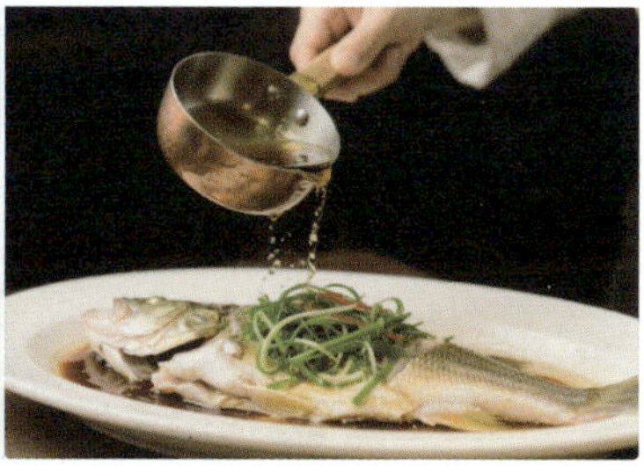

◎ 取出后倒掉汤汁，鱼身淋 2 勺蒸鱼豉油。

◎ 撒上葱丝、姜丝，可加少许红椒丝配色。

◎ 油烧热浇至鱼身上，激发香气，制作完成。

（2）江南饮食特色菜谱二：龙井虾仁

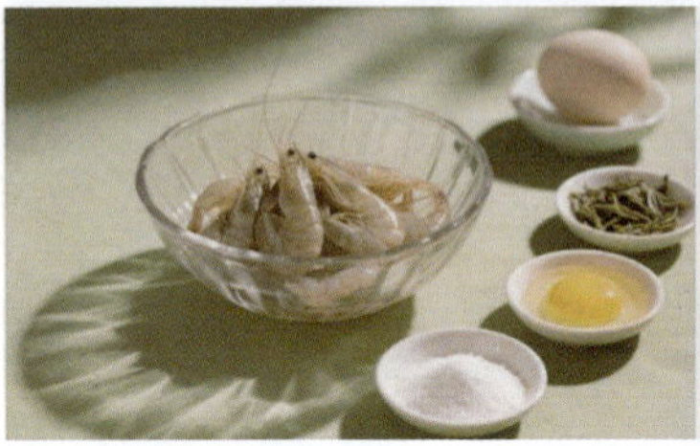
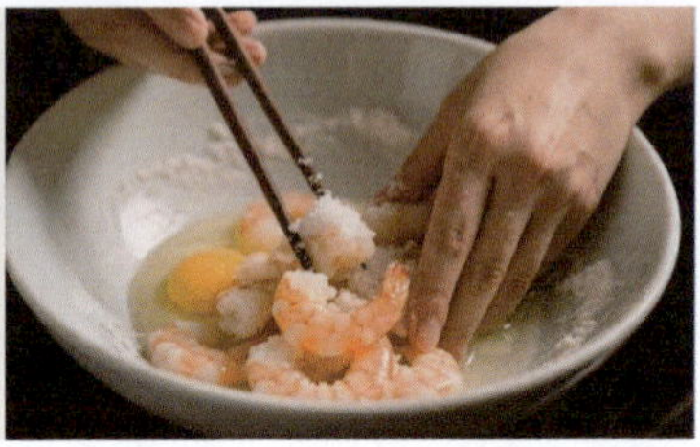

①准备：虾仁 300 g、龙井茶 5 g、鸡蛋 1 个、淀粉、盐。

②制作方法：

◎ 虾仁用盐、蛋清、淀粉抓匀，腌制 10 min（产生黏性）。

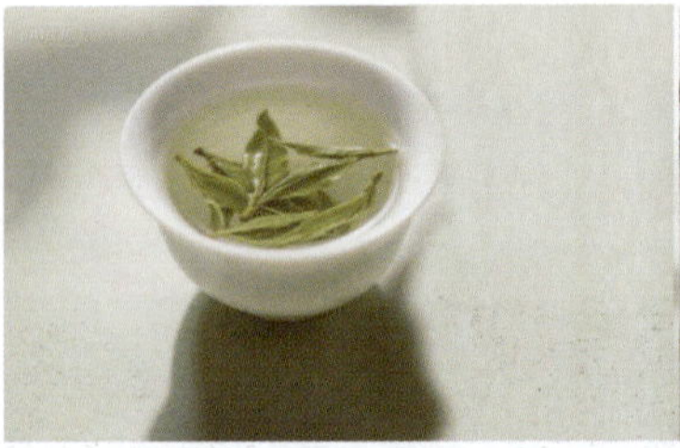
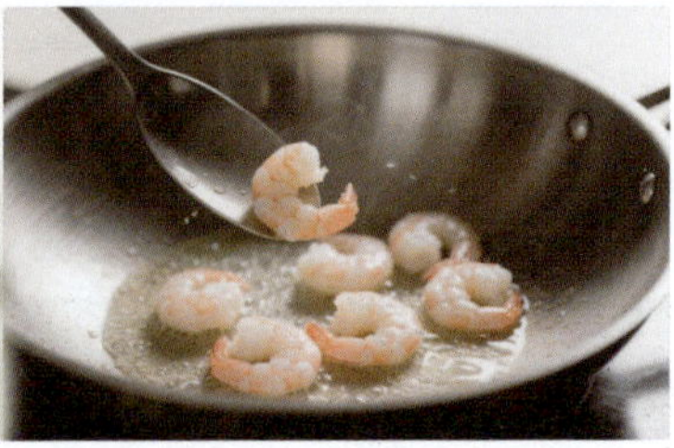

◎ 茶叶先用 80 ℃水泡开，茶汤和茶叶分开备用。

◎ 低油温滑炒虾仁至微卷曲（约 90 ℃油温）。

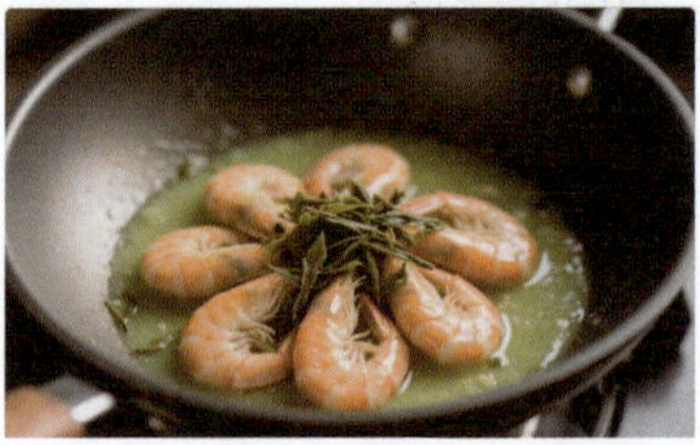

◎ 倒入茶汤勾薄芡，最后撒上茶叶，制作完成。

2. 地中海饮食模式

地中海饮食模式泛指希腊、西班牙、法国和意大利南部等处于地中海沿岸的南欧各国以蔬菜、水果、鱼类、五谷杂粮、豆类和橄榄油为主的饮食模式，被誉为“全球最健康饮食模式”之一。这种饮食富含多种具有抗炎作用的抗氧化剂、矿物质和维生素，具备显著的抗炎特性。数据研究表明，地中海饮食模式在降低心脑血管疾病、糖尿病、某些肿瘤以及抑郁症风险方面具有显著益处，并可促进体重管理。更重要的是，采用地中海饮食模式的人群全因死亡率的相关性低于其他饮食模式的人群。

（1）基本原则

地中海饮食以“高纤维、优质脂肪、适量蛋白质”为核心，强调食材的天然性与多样性，以大量植物性食物（天然果蔬）为主，搭配全谷物、坚果，适量摄入橄榄油、少量鱼肉，适度饮用少量红酒，同时限制饱和脂肪酸、总脂肪、胆固醇和钠的摄入量。遵循少食多餐、七分饱原则。

（2）每日食材

全麦面包、意大利面、玉米、藜麦、大米、土豆、燕麦、糙米、深色蔬菜（如菠菜、西蓝花、南瓜）、橄榄油、坚果、低脂乳制品（如希腊酸奶、奶酪）。

（3）每周饮食重点

鱼类（≥ 2 次，优选三文鱼、鳕鱼）、豆类（≥ 2 次，如鹰嘴豆、红豆）、禽肉（≥ 2 次，如鸡、鸭）、鸡蛋（2 ～ 4 个）。

（4）限制摄入

红肉、精制糖、加工食品（如香肠）。

（5）地中海饮食食谱示例

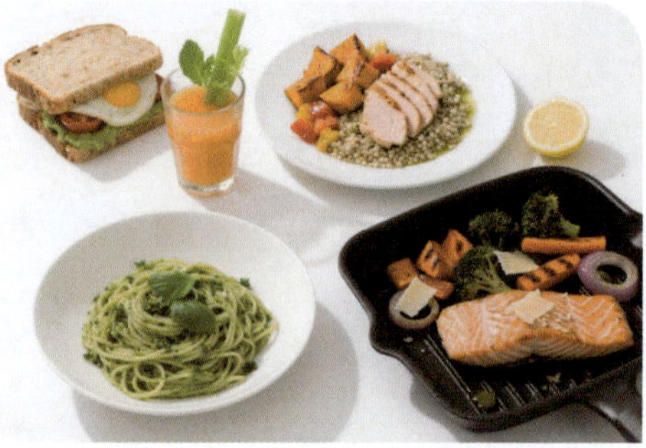

◎早餐：全麦三明治（2 片全麦面包、1 个煎蛋、30 g 牛油果泥、2 片番茄），采用 5 g 橄榄油煎制。

◎蔬菜汁：西芹胡萝卜汁 1 杯。

◎午餐：藜麦南瓜沙拉（50 g 熟藜麦、100 g 烤南瓜、100 g 烤鸡胸肉、50 g 彩椒丁、20 g 奶酪碎），淋 10 mL 橄榄油和少量柠檬汁。

◎晚餐：罗勒青酱意面 1 份，橄榄油烤蔬菜配三文鱼 1 份（200 g 混合蔬菜、100 g 三文鱼排，淋 10 mL 橄榄油，200 ℃烤 20 min）。

3. DASH 饮食模式

DASH 饮食又称得舒饮食，“得舒”是英文缩写“DASH”的音译，其全称是 Dietary Approaches to Stop Hypertension，意思是“阻止高血压的饮食法”。DASH 饮食模式起源于 1997 年美国一项大型的高血压防治计划。研究发现，DASH 饮食模式可降低收缩压和舒张压，还能降低甘油三酯，维护心脑血管健康，且有助于降低肾脏疾病、糖尿病等慢性病的发生风险，同时有助于改善大脑健康、降低身体炎症反应。

DASH 饮食模式是指五高一低的饮食，即高钾、镁、钙、膳食纤维、不饱和脂肪酸，低饱和脂肪酸。高钾（K^{+}）、高镁（Mg^{2+}）、高钙（Ca^{2+}）可促进血管舒张，膳食纤维有助于稳定血糖、减少动脉粥样硬化风险，不饱和脂肪酸可调节血脂、预防血栓、调节免疫力。限制饱和脂肪酸和精制糖的摄入则能降低心血管疾病风险。这种饮食对维持血压稳定、保护心血管健康、促进代谢至关重要。

（1）饮食原则

①增加果蔬摄入：果蔬富含钾、镁、钙、抗氧化剂及膳食纤维，可降低血压，减缓心血管疾病。

②选用低脂或无脂乳制品：乳制品可为人体提供钙和维生素 D，维护骨骼健康。选用低脂或无脂类乳制品，可减少饱和脂肪酸摄入。

③增加全谷物摄入：谷物富含膳食纤维、维生素及矿物质，帮助维持血糖和胆固醇，预防肥胖、糖尿病等慢性病。

④适量摄入蛋白质：以植物蛋白质（如豆类、坚果）和富含 Omega-3 的鱼类为主，减少红肉及加工肉类的摄入。

⑤减少盐、糖摄入：高盐易导致高血压，需减少钠盐的摄入；同

时减少含糖饮料、甜点等精制糖摄入。

⑥适量摄入健康脂肪：提倡摄入不饱和脂肪酸，减少摄入反式脂肪酸及饱和脂肪酸，有助于控制体重，保护心血管健康。

（2）推荐用量

①全谷物：每天 6 ～ 8 份。1 份 =28 g 全麦面包 / 半碗熟杂粮饭。

②蔬菜：每天 4 ～ 5 份。1 份 =1 碗生绿叶菜 / 半碗熟蔬菜。

③水果：每天 4 ～ 5 份。1 份 =1 个中型苹果 / 半碗切块水果。

④动物肉类：≤ 6 份。1 份 =28 g 熟肉 /1 个鸡蛋。

⑤奶类及乳制品：每天 2 ～ 3 份低脂或脱脂乳制品。1 份 =240 mL 牛奶 /1 杯酸奶 /45 g 奶酪。

⑥坚果或种豆：每周 4 ～ 5 份坚果、种子、干豆或豌豆。1 份 = 1/3 碗熟豆 /2 汤匙坚果。

⑦烹调用油：每天 2 ～ 3 份脂肪 / 油。1 份 =5 mL 烹调油 /30 mL 低脂沙拉酱。

⑧调味品类：巧用香辛料代替食盐。每天食盐用量需＜ 6 g（相当于 2 300 mg 钠），食盐的用量最好降低到＜ 4 g / 天（相当于 1 500 mg 钠）。

（3）限制食用

肥肉及全脂乳制品（以低脂或脱脂乳制品替代），含糖饮料，含添加糖的糖果和甜点，高盐食品，酒。如饮酒需要限量，女性≤ 1 杯

（1 杯 =150 mL 红酒），男性≤ 2 杯，高血压患者建议戒酒。

（4）DASH 饮食食谱示例

◎早餐：全麦面包 3 片、水煮鸡蛋半个、脱脂牛奶 1 杯、香蕉 1 根。

◎加餐：水煮鹰嘴豆半碗、蓝莓 1/3 碗。

◎午餐：杂粮饭半碗、瘦牛肉 85 g、西蓝花 30 g、橄榄油 1 茶匙。

◎晚餐：烤鳕鱼 100 g、藜麦 30 g、菠菜 30 g、低脂酸奶 1 杯。

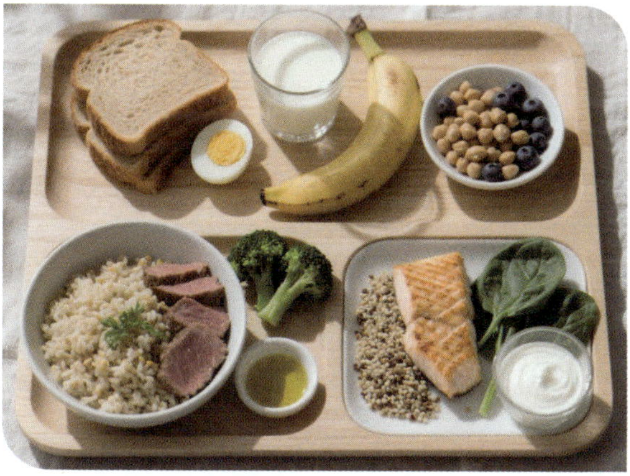

三、超重／肥胖糖尿病患者的医学营养减脂

糖尿病患者体重特点：在糖尿病早期，由于胰岛素水平偏高，会抑制脂肪分解，同时促进蛋白质合成。而到了晚期，胰岛素分泌不足，就会导致脂肪和蛋白质分解。

我国糖尿病患者人数超过一亿，居全球首位，医学营养治疗能够有效帮助糖尿病患者达到并维持目标体重。《中国 2 型糖尿病防治指南（2024年版）》建议，超重/肥胖的2型糖尿病成人患者减重目标为降低自重的5%～10%。多项研究显示，体重减轻量大于自重的5%，即能有助于糖尿病患者控制糖化血红蛋白（HbA1c）、血脂以及血压水平。而更大幅度的减重，则可在糖尿病管理及心血管危险因素控制方面获得更显著的益处。

1. 适合超重/肥胖糖尿病患者的膳食模式

医学营养治疗推荐采用限能量平衡的膳食模式，强调食物多样性，同时关注个体化饮食的适用人群和不良反应，制订饮食、体力活动和行为干预的综合治疗方案。目前证据尚不能证明某种单一膳食模式具有显著优势，因此在制订膳食模式时应注意食物的多样性，首选全谷类食物，并增加非淀粉类蔬菜的摄入。对于糖尿病患者而言，不推荐单一营养素比例的膳食模式。多种膳食模式均可用于帮助糖尿病患者/糖尿病前期人群减脂，需要结合患者的代谢目标和个人喜好来进行个性化选择，同时还要监测血脂、肾功能以及内脏蛋白质含量的变化。

糖尿病患者饮食中碳水化合物越少越好吗？在我国糖尿病患者的饮食管理中，低碳水化合物饮食模式存在一定争议，其安全性和有效性仍需大样本对照试验来进一步验证。2018年《柳叶刀》杂志发表的研究提示，低碳水化合物饮食会显著增加全因死亡率。这意味着对于超重/肥胖糖尿病患者，采用低碳水化合物饮食模式需要谨慎权衡利弊。不过，对于血糖控制不佳的患者，可通过减少总碳水化合物摄入量来达到降糖、减脂的目的，但在此过程中，必须警惕低血糖事件的发生，而且要注意预防酮症酸中毒。

2. 控糖不发胖：科学计算热量、GI、GL

当患者出现胰岛素抵抗或者血糖非正常升高时，除了关注食物的热量，还要注意食物的血糖生成指数（glycemic index，GI）和血糖负荷（glycemic load，GL）。

（1）什么是 GI？

GI 是 2 h 内，50 g 食物与 50 g 葡萄糖引起血糖升高速度的对比，以百分比值形式出现，反映了食物进入体内 2 h 人体血糖升高的速度。GI 值越高，糖分消化吸收的速度越快，血糖升高的速度就越快。

低 GI 食物：$GI < 55$（食物在胃肠道中停留时间长，消化吸收慢，食用后血糖升高的速度慢），如豆类、蔬菜。

中 GI 食物：$55 \leq GI \leq 70$（食物在胃肠道中停留时间较久，吸收率适中，食用后血糖升高的速度不快，可适量吃），如猕猴桃、玉米。

高 GI 食物：$GI > 70$（食物进入肠胃后消化吸收快，食用后血糖升高的速度快，需控制摄入量），如白米饭、蛋糕。

（2）什么是 GL？

GL 是将摄入碳水化合物的“质”和“量”结合起来，以总体评价膳食对血糖效应影响的指标。

GL 的计算公式为

$$GL = GI \times 每100克食物中碳水化合物含量（g）\div 100$$

低 GL 食物：GL ≤ 10（表示对血糖影响较小，可适量食用）。

中 GL 食物：10 < GL < 20（表示对血糖影响中等，需控制分量）。

高 GL 食物：GL ≥ 20（表示对血糖影响较大，应尽量避免）。

例如，100 g 西瓜的 GI 值为 72，碳水化合物含量 5.8 g，则 GL=72 × 5.8 ÷ 100 ≈ 4.2，属于低 GL 食物，对血糖影响小。但如果一次摄入 500 g 西瓜，GL=72 × 5.8 × 5 ÷ 100 ≈ 21，属于高 GL 食物，对血糖影响较大。

（3）GI 和 GL 的区别与作用

GI 用来评估食物引起血糖升高的速度（能升多快）。

GL 用来评估食物引起血糖升高的幅度（能升多高）。

GI 是固定值，而 GL 是变动值，随食物摄入量（碳水化合物含量）而变化。

如果高 GI 食物摄入量少，GL 可能低。反过来说，如果低 GI 食物摄入量过多，GL 也可能会高。所以，考虑食物对血糖波动影响的大小，要把 GI、GL 结合起来看更科学。

（4）高 GI 饮食的危害

高 GI 饮食不仅在减脂效果上不如低 GI 饮食，还有可能触发类似成瘾症状的神经化学和行为反应。这是因为食用高 GI 食物会引起血糖和胰岛素水平快速变化，这种变化模式与成瘾物质的药代动力学颇为相似。

当我们摄入高 GI 食物后，葡萄糖和胰岛素会向大脑的中脑边缘系统发送信号，进而改变体内多巴胺的浓度。多巴胺是一种与愉悦感和奖励机制相关的神经递质，其浓度的异常变化是导致肥胖的原因之一。

此外，对于肥胖者来说，脂肪组织增大会伴随一系列炎症反应，比如吞噬细胞和其他免疫细胞会浸润到脂肪组织中，同时脂肪因子的分泌也会增多。这些变化会进一步引发胰岛素抵抗和系统性的炎症反应，对身体健康造成更大的伤害。

（5）低 GI 饮食是否有助于减脂？

答案是肯定的。在限制总能量的前提下，低 GI 饮食能够帮助肥胖者减轻体重，而且短期低 GI 饮食的减脂效果要优于高 GI 饮食。

低 GI 食物有低能量、高膳食纤维的特性，这些特性能让胃肠道产生容受性舒张，让人更容易产生饱腹感，从而有利于减少总能量的摄入。不仅如此，低 GI 饮食还能降低餐后血糖的峰值，减少血糖的波动，同时减缓胰岛素分泌的速度，减少胰岛素的分泌量。这样一来，就能降低餐后血糖和胰岛素的应答，进而对脂肪代谢产生积极影响——它会促进脂肪酸的合成和储存，阻止脂肪分解，降低游离脂肪酸的水平，还能增加胰岛素敏感性。

某项系统评价验证了低 GI 饮食的减脂效果。该评价纳入了 6 项随机对照试验，干预时间从 5 周到 6 个月不等，试验结束后进行了 6 个月的随访。结果显示，与采用高 GI 饮食或低脂饮食的参与者相比，接受低 GI 饮食的参与者在体重减轻、体脂率下降等方面改善更为明显。不同 GI 和 GL 指标的饮食建议见表 29。

表 29　不同 GI 和 GL 指标的饮食建议

食物类型	指标	推荐建议
高 GI、高 GL	GI>70, GL>20	如白米饭，控制食用量，一次不超过 200 g，搭配粗粮、蔬菜一起摄入
高 GI、低 GL	GI>70, GL<10	如西瓜，可适量吃，每次食用量控制在 100 g 左右
低 GI、低 GL	GI<55, GL<10	如蔬菜，不能完全无限制摄入，可以每次食用 300 g 左右

3. 食谱推荐

（1）选择多样化、营养合理的食物。做到主食粗细粮搭配，全谷类食物占谷类一半；副食荤素搭配。定时定量进餐，早、中、晚 3 餐的能量应控制在分别占全天总摄入能量的 30%、40%、30% 左右。如常出现低血糖症状，可进行分餐，每餐能量占当日总能量的 10%。

（2）若食用土豆、芋头、山药、藕、凉粉等食物，主食要减量，尽量少喝细粮粥，可以喝粗粮粥，如大碴子粥、红豆粥、黑米粥、绿豆粥、薏米粥等。

（3）烹调采用植物油，每天 20 g。每日胆固醇摄入量应低于 300 mg，限制肥肉、蛋黄、贝壳类海产品的摄入量；选择富含 n–6 脂肪酸、n–3 脂肪酸、单不饱和脂肪酸的食物，如刀鱼、黑鱼、黄花鱼、鳗鱼等深海鱼，豆油、亚麻籽油、紫苏籽油、橄榄油等。

（4）膳食纤维每天摄入 20 ～ 40 g。富含膳食纤维的食物有魔芋、粗粮、蔬菜等。这些食物和主食一起食用，控制血糖效果更佳。

（5）烹调方式尽量采用凉拌、清蒸、煮、卤拌、炝、氽等；忌用或少用油焖、煎、炸、干烧、干烤等。

（6）醋烹可以减少脂质吸收，又可降低餐后血糖的升高。

（7）口味尽量清淡。食盐可刺激食欲，使食量增加，但不利于健康。尽量在家吃饭，忌用或少用榨菜、咸菜、辣酱、腌制食品（如酸菜、泡菜）、火腿、灌肠等食物。

（8）定时定量进食，忌暴饮暴食，每餐 7 ～ 8 分饱即可。多饮水，每天饮水量 1 500 ～ 2 000 mL。睡前 3 h 不吃东西，19:00 之前刷牙能有效减少夜间进食次数。

（9）不推荐糖尿病患者饮酒。如要饮酒，建议每周不超过 2 次。推荐女性一天饮酒的酒精含量不超过 15 g，男性一天饮酒的酒精含量不超过 25 g。15 g 酒精相当于 450 mL 啤酒、150 mL 葡萄酒或 50 mL 低浓度白酒。

综上所述，超重 / 肥胖糖尿病患者日常食物选择建议见表 30，亦可按照表 31、表 32 或表 33 所示食谱进食。

表 30　超重 / 肥胖糖尿病患者日常食物选择建议

优选的食物	限制的食物
低热量食物、低脂肪食物、高膳食纤维食物、低 GI 和低 GL 食物。如糙米、全麦粉、燕麦、荞麦、藜麦、红豆、绿豆等粗杂粮，蛋类、瘦肉、脱脂牛奶、豆腐、鱼、虾、蔬菜等。	高脂肪食物、高胆固醇食物、高盐食物、精制糖、高 GI 和高 GL 食物以及低膳食纤维食物。如甜点、饮料、油条、手抓饼、肉汤、烤肉、炸肉、肥肉、咖啡伴侣等。

表 31　超重 / 肥胖糖尿病患者日常食谱示例 1

餐次	食物	用量（生重）
早餐	玉米饼	玉米面 50 g
	水煮鸡蛋	1 个（约 55 g）
	拌白菜丝魔芋丝	白菜 100 g、魔芋丝 50 g
午餐	全麦馒头	全麦面粉 25 g、面粉 75 g
	虾仁冬瓜	虾仁 50 g、冬瓜 100 g
	白灼西生菜	150 g
加餐	水果	如柚子 1 瓣（约 85 g）
晚餐	黑米饭	黑米 15 g、大米 60 g
	肉末小白菜豆腐	瘦肉 50 g、小白菜 150 g、豆腐 100 g
	老醋拌黄瓜、木耳	黄瓜 100 g、木耳 2 g
加餐	脱脂牛奶 / 无糖酸奶	250 mL
每日	油	25 g
	盐	5 g

（续表）

餐次	食物	用量（生重）
能量：1 561 kcal。蛋白质：70 g（18%），脂肪：49 g（28%），碳水化合物：210 g（54%）		

表 32　超重 / 肥胖糖尿病患者日常食谱示例 2

餐次	名称	用量（生重）
早餐	豆包（无糖豆馅）	1 个（约 100 g）
	水煮鸡蛋	1 个（55 g）
	圆葱拌黄瓜	圆葱 50 g、黄瓜 150 g
午餐	荞麦馒头	面粉 75 g、荞麦面粉 25 g
	醋熘白菜	白菜 150 g、醋 2 g
	肉卷	瘦肉末 25 g、豆腐皮 50 g、香菇 25 g、苦菊 50 g
加餐	火龙果	200 g
晚餐	大碴子粥	大碴子 50 g
	冬瓜虾仁	冬瓜 150 g、虾仁 50 g
	西红柿头菜炖牛肉	西红柿 50 g、头菜 100 g、牛肉 75 g
加餐	无糖酸奶	200 mL
每日	油	20 g
	盐	5 g
能量：1 741 kcal。蛋白质：75 g（17%），脂肪：45 g（23%），碳水化合物：259 g（60%）		

表 33　超重 / 肥胖糖尿病患者日常食谱示例 3

餐次	名称	用量（生重）
早餐	玉米饼	玉米面 50 g
	水煮鸡蛋	1 个（约 55 g）
	西红柿	1 个（约 80 g）
加餐	猕猴桃	100 g
午餐	馒头	面粉 100 g
	南瓜炖排骨	南瓜 100 g、排骨 75 g
	蒜泥油麦菜	油麦菜 150 g、蒜 5 g
加餐	核桃	2 个（约 22 g）
晚餐	黑米饭	黑米 25 g、大米 75 g
	油菜炖豆腐	豆腐 150 g、油菜 50 g
	菠菜魔芋丝	菠菜 100 g、魔芋丝 50 g
加餐	脱脂牛奶	250 mL
每日	油	20 g
	盐	5 g
能量：1 826 kcal。蛋白质：80 g（18%），脂肪：46 g（23%），碳水化合物：273 g（59%）		

四、超重 / 肥胖高血压、高血脂患者的医学营养减脂

1. 超重 / 肥胖高血压、高血脂患者的食物选择

（1）保持适当的体重（BMI=18.5 ～ 23.9 kg/m^2）。采用低脂、低胆固醇、低钠、适量蛋白质的膳食模式。高血压患者可选择 DASH 饮

食模式，食用钾含量较高食物，适当增加钙和镁的摄入量，每天摄入充足的膳食纤维和维生素。在饮食习惯上，进食应有规律，不宜进食过饱，也不宜漏餐。

（2）每日饮食摄入量：主食（熟重）200 ~ 300 g（包括粗杂粮 50 ~ 100 g）、蔬菜 500 g、瘦肉 100 g、鱼及豆制品 100 g（一周 2 ~ 3 次）、鸡蛋半个、脱脂牛奶 250 ~ 500 g、坚果 15 g、油 25 g、盐 3 g。

（3）在食物的选择上，应遵循食物多样化及平衡膳食的原则，尽量减少摄入富含油脂和精制糖的食物，限量食用烹调油。增加全谷类和薯类食物的摄入，粗细粮搭配。视体力活动量的不同，每日谷类和薯类的摄入量不同。轻、中度体力活动者推荐每日摄入谷类 200 ~ 300 g，其中 1/3 ~ 1/2 为粗粮和杂粮。每日蔬菜摄入量 500 g，最好 5 个品种以上，且每日摄入的蔬菜中要有深色蔬菜、叶类蔬菜。每日水果摄入量 100 ~ 200 g，最好 2 个品种以上。可适量食用坚果，每天 10 g 左右。食用坚果时应注意控制摄入的总能量。肥胖和超重者应注意防止摄入过多的脂肪，以免增加体重或导致减脂失败。可多选择以下食材：

① 优质蛋白质：动物蛋白质，如蛋清、鱼、虾、脱脂牛奶、瘦牛肉、瘦猪肉、去皮鸡肉。植物蛋白质中，以豆类最好，每日应适量食用豆制品，例如豆腐、豆浆、豆腐脑、豆腐干、豆腐丝等，推荐每日摄入豆制品 25 ~ 50 g。

②富钙的食物：如牛奶、酸奶、豆制品、小白菜、油菜等。

③富钾的食物：如土豆、香蕉、豆制品、海带、紫菜、冬瓜等。

④富镁的食物：如绿叶蔬菜、小米、荞麦面、豆制品、香蕉等。

⑤富含维生素C的食物：如甜椒、西蓝花、猕猴桃、鲜枣、橙子、柑橘等。

⑥降血压的食物：如芹菜、胡萝卜、番茄、黄瓜、木耳、海带等。（将芹菜与芹菜籽榨汁饮用，有降血压作用）。

⑦降血脂的食物：如黑木耳、大蒜、洋葱、海鱼、香菇、山楂、绿豆等。

（4）油、盐的选择及摄入量：油适量，优先选择富含单不饱和脂肪酸的橄榄油、菜籽油、山茶籽油，以及含多不饱和脂肪酸的大豆油、玉米油、花生油等。尽量不食用动物油、椰子油、棕榈油。推荐交替使用不同种类的植物油，每天烹调用油控制在20～30 g。少食用或不食用油炸食品、富含油脂食品，以及含反式脂肪酸的食品（如蛋糕、点心、人造黄油等）。每日食盐摄入量3 g为佳，不要超过5 g。少食用或不食用加入钠盐的谷类制品，如咸面包、方便面、挂面等。膳食宜清淡。

（5）生活规律，不过饥过饱，戒烟酒，保证摄入充足的水分，可饮用白开水、茶水（红茶或绿茶）、矿泉水、无糖水果汁或蔬菜汁（每日不超过1杯）。

（6）限制食用食物

① 忌食或少食榨菜、咸菜、辣酱、泡菜、火腿、灌肠、素鸡、肉松等高盐食物。

② 少食糖果、巧克力、甜饮料、奶茶、西式快餐、糯米团、奶油面包、蜜豆、油条、桃酥、沙琪玛、蛋黄酥、月饼、馅饼、手抓饼等。

③ 限制高脂肪食物：不食用肉汤、五花肉、烤肉、炸肉、肥肉、咖啡伴侣、黄油、人造奶油、鸡皮、猪皮、蟹黄、骨髓、肝脏等；蛋黄每天食用不超过 1 个。避免摄入猪大油、油炸食品等。

④ 忌吃辛辣刺激的食物及兴奋神经系统的食物，如浓茶、咖啡、辣椒等。避免生冷的食物。

⑤ 高血压合并水肿、肾功能不全等患者适合采用无盐膳食；高血压危象或合并心衰等患者适合采用低钠膳食，且应适当注意限制水分的摄入。无盐膳食和低钠膳食以及水的限制量需遵循临床医师或营养师的指导。

（7）注意营养素与药物相互作用

若服用单胺氧化酶抑制剂（如帕吉林），用药期间不宜食用富含酪胺的食物，如扁豆、蘑菇、腌肉、酸牛奶、香蕉、葡萄干、啤酒、红葡萄酒等。酪胺可促使去甲肾上腺素大量释放，使血压急剧升高而发生高血压危象。另外，进行降血压治疗时，患者不宜服用天然甘草或含甘草药物，因甘草酸可引起低钾血症和尿潴留。用利尿药时易引起电解质紊乱，要注意补充钠、钾、镁。

2. 可以选择鱼油减脂吗?

鱼油是从鱼或鱼的副产物中提取的脂质，之所以受到广泛关注，是因为它富含二十碳五烯酸（EPA）和二十二碳六烯酸（DHA）等多种长链多不饱和脂肪酸。EPA 和 DHA 是人体必需的脂肪酸，一旦缺乏，可能会对人体造成损害，或导致功能性障碍。

人体获取 EPA 和 DHA 的途径有两种。一是通过饮食摄入。二是补充 α－亚麻酸后在体内代谢转化，但这种转化的效率通常比较低。所以，适当补充鱼油能帮助人体处于较佳的健康状态，维持正常的细胞代谢和生理功能。近年来的研究发现，适量补充鱼油对预防心血管疾病、糖尿病、癌症、精神疾病、关节炎等有一定作用。

不过，对于超重 / 肥胖者来说，单独使用鱼油制剂对改善体重和体脂是否有作用，目前还不确定。相关研究显示，单独摄入鱼油或鱼油配合饮食及运动的减脂方案，对改善体重没有效果，但鱼油配合减脂饮食，能显著降低腰围和腰臀比；在健康的超重 / 肥胖女性中，使用鱼油配合限制能量饮食干预 10 周后，虽然没有显著降低体重，但能降低其腰臀比；在限制能量饮食干预的基础上，肥胖者每天补充 1.4 ～ 4.2 g 鱼油，或每周食用 3 次 150 g 的鳕鱼、鲑鱼等水产品，可改善血脂，并降低心脑血管疾病发生风险。还有研究证明，每日补充 4.2 g 鱼油结合限制能量饮食，对肥胖者的体重和血脂均有改善作用。

鱼类和膳食补充剂都是获取鱼油的好来源。建议成人每周至少食用约 250 g 鱼类，这样每天能摄入至少 250 mg 的 EPA 和 DHA。但所有来源的 EPA 和 DHA 每天摄入量不应超过 3 g，膳食补充剂不应超过 2 g。《中国居民膳食指南（2022）》建议，成年人每天吃鱼 40 ～ 75 g，每周吃鱼 280 ～ 525 g。但调查数据显示，中国居民的 Omega-3 多不饱和脂肪酸摄入量远低于推荐水平，建议可适当补充鱼油制剂以满足身体需求。

3. 食谱推荐

（1）主食：杂粮饭（糙米饭、黑米饭等）或杂面馒头（全麦馒头、荞麦馒头、玉米面馒头等），粗粮占一天主食摄入量 1/5 ～ 1/3。若食用土豆、芋头、山药、藕等食物，主食要减量。

（2）蔬菜：选择应季新鲜蔬菜，每天食用量≥ 500 g。保证餐餐有蔬菜，多吃绿叶菜，如芹菜、小白菜、小油菜、油麦菜、茼蒿等。

（3）优质蛋白：每天水煮鸡蛋 1 个，奶制品（无糖酸奶或脱脂牛奶）300 ～ 500 g，瘦肉 50 ～ 75 g。鱼、虾每周 3 次。

（4）水果：多选择苹果、梨、猕猴桃、樱桃、柚子、草莓、橙子、杏、李桃、橘子、蓝莓等水果，每天食用量不超过 200 g。

（5）油类：烹调油每天 20 ～ 25 g。凉拌或短时间加热用油优选：亚麻籽油、紫苏籽油、核桃油、橄榄油等。炒菜烹调用油可采用：豆油、花生油等。如食用坚果 15 ～ 20 g，相当于摄入烹调油 10 g。

（6）烹调采用凉拌、清蒸、炖、煮、拌、汆等方式。

（7）定时定量，细嚼慢咽，每餐 7 ～ 8 分饱即可，晚饭不宜过饱或太晚。多饮水，每天 1 200 ～ 2 000 mL，选择白开水、茶水、纯黑咖啡等。

超重 / 肥胖高血压、高血脂患者推荐食谱见表 34、表 35、表 36。

表 34　超重 / 肥胖高血压、高血脂患者推荐食谱 1

餐次	名称	用量（生重）
早餐	牛奶冲燕麦片	脱脂牛奶 250 g、燕麦片 30 g
	水煮鸡蛋	1 个（55 g）
	黄瓜拌魔芋结	黄瓜 100 g、魔芋结 50 g
加餐	无糖酸奶	200 g
	香梨	100 g
午餐	黑米饭	黑米 25 g、大米 75 g
	白玉菇炒芹菜	白玉菇 50 g、芹菜 150 g
	香焖黄花鱼	100 g
	西红柿	100 g
晚餐	全麦馒头	荞麦面 15 g、面粉 60 g
	芸豆炖土豆	芸豆 100 g、土豆 100 g
	肉丝炒萝卜丝	肉丝 25 g、萝卜 100 g

（续表）

餐次	名称	用量（生重）
晚餐	菠菜蘸酱	菠菜 100 g、酱料 2 g
	水煮鸡蛋的蛋清	2 个（约 60 g）
每日	油	25 g
	盐	3 g
能量：1 559 kcal。蛋白质：70 g（18%），脂肪：43 g（25%），碳水化合物：223 g（57%）		

表 35　超重 / 肥胖高血压、高血脂患者推荐食谱 2

餐次	名称	用量（生重）
早餐	玉米饼	玉米面 50 g
	水煮鸡蛋	1 个（55 g）
	小葱拌豆腐	豆腐 100 g、葱 15 g
加餐	脱脂牛奶	250 mL
	猕猴桃	100 g
午餐	馒头	面粉 75 g
	苦瓜炒山药片木耳	苦瓜 100 g、山药 100 g、木耳 1 g
	肉片炒小白菜	瘦猪肉 25 g、小白菜 100 g
	西红柿	100 g
晚餐	黑米饭	黑米 20 g、大米 80 g
	炒双花	西蓝花 75 g、花菜 75 g
	水煮虾	100 g

（续表）

餐次	名称	用量（生重）
晚餐	蒜泥油麦菜	油麦菜 100 g、蒜 5 g
每日	油	25 g
	盐	3 g
能量：1 640 kcal。蛋白质：74 g（18%），脂肪：52 g（29%），碳水化合物：219 g（53%）		

表 36　超重 / 肥胖高血压、高血脂患者推荐食谱 3

餐次	名称	用量（生重）
早餐	薏米粥	25 g
	水煮鸡蛋	1 个（55 g）
	芝麻酱拌菠菜	菠菜 100 g、芝麻酱 10 g
	无糖酸奶	200 g
加餐	苹果	150 g
午餐	荞麦馒头	荞麦面 100 g
	西红柿蛋花汤	西红柿 100 g、蛋液 25 g
	酱牛肉	75 g
	香菇炒油菜	香菇 50 g、油菜 100 g
	黄瓜	100 g
晚餐	荞麦馒头	荞麦面 75 g
	双耳炒肉	木耳 1 g、银耳 1 g、猪肉 25 g

（续表）

餐次	名称	用量（生重）
晚餐	蒜泥油麦菜	油麦菜 100 g、蒜 5 g
	家常豆腐	100 g
每日	油	20 g
	盐	3 g
能量：1 697 kcal。蛋白质：85 g（20%），脂肪：53 g（28%），碳水化合物：220 g（52%）		

五、选对运动，瘦得更轻松

1. 减脂最佳运动方式组合

在选择减脂运动方式上，多项科学研究给出了明确的方向。首选方案是有氧运动结合抗阻训练，这是经证实效果显著的黄金组合。若追求高效省时，高强度间歇运动（HIIT）也是不错的选择。有氧运动的核心作用是直接增加能量消耗，提高脂肪供能比例，从而减少体内脂肪的堆积；而抗阻训练则通过增加瘦体重（肌肉等代谢活跃组织）来提高基础代谢率，或增加肌肉力量来增加身体活动量。多项研究为此提供了有力支持，比如一项纳入 45 项随机对照试验、3 566 例超重 / 肥胖者的 Meta 分析显示：采用高强度有氧运动结合高负荷抗阻运动的干预组，在减少整体脂肪、腹部脂肪，增加瘦体重以及改善心肺功能方面，效果明显优于单纯抗阻运动组和未进行任何运动的对照组。

另一项为期 8 个月的研究也发现，有氧运动组和有氧加抗阻运动组的减脂效果，都比单纯抗阻运动组更优；同时，有氧加抗阻运动组在增加瘦体重上的表现，又优于单纯有氧运动组。还有研究比较了相同运动时间下 3 种运动方式的效果，结果是有氧运动组体成分改善最好，抗阻运动组下肢肌力提升显著，但体重略有增加，而有氧加抗阻运动组则能兼顾上、下肢肌力提升和瘦体重增加。除了这种组合运动方式，高强度间歇运动（HIIT）也是一种值得关注的选择。它以短时间高强度运动与休息或低强度运动交替进行为特点，与中等强度连续运动（MICT）相比，两者在减脂、降低 BMI 和腰围方面效果相近，但 HIIT 在改善心肺能力和减少绝对脂肪量上更具优势。更重要的是，与 MICT 相比，HIIT 能节省约 40% 的运动时间。对于时间紧张的人群来说，HIIT 具有明显的时效优势。

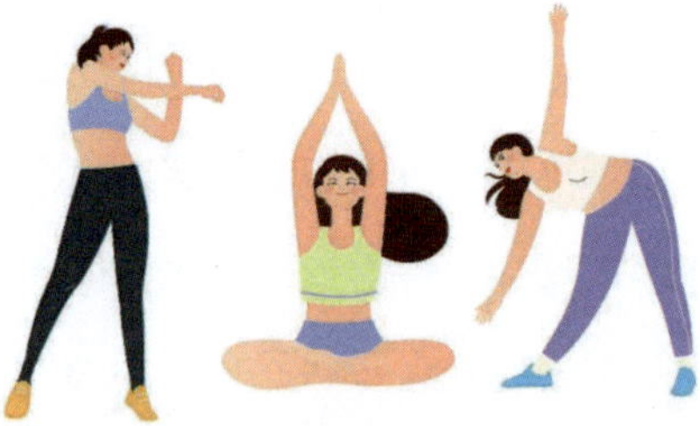

（1）有氧运动

运动项目：如快步走、慢跑、游泳、健身操、肚皮舞、羽毛球、乒乓球、网球、排球、篮球、足球等。

初次运动者推荐：快步走、游泳。

运动频率：每周 6 ～ 7 天。

运动时间：每次 40 min。

运动时心率范围：符合最大心率百分比法为佳，即（220 －年龄）×60% ～ 80%。

（2）抗阻运动

运动项目：如哑铃操、平板支撑、阻力带运动、深蹲起、卷腹、健身房器械锻炼等。

运动频率：每周 6 ～ 7 天。

运动时间：每次 20 min。

平板支撑：每组保持 30 s，每次训练 4 组，组与组之间间歇不超过 20 s；初期阶段每天做到力竭即可，每日可比前一日多坚持 5 ～ 10 s。

卷腹：1 组 10 ～ 15 次，每日做 4 ～ 5 组，每组之间休息 20 ～ 30 s。

注意：

① 锻炼强度循序渐进，注意保护关节，可戴上护膝。

② 建议购买健身器材，如瑞士球、平衡垫、拉力带、哑铃、跳绳等。

（3）高强度间歇训练（HIIT）

HIIT 是一种短时间内全力以赴、快速爆发又迅速恢复的训练方式。短时间内交替进行高强度运动和低强度恢复，能让运动者在短时间内感受到心跳加速，使全身细胞都开始燃烧脂肪。HIIT 可显著提高代谢率，减少内脏脂肪。

常见的 HIIT 间歇训练有：

① 间歇跑，以全力冲刺 30 s，然后慢跑 1 min 为一个循环，重复进行多个循环。

② 跳绳间歇训练，快速跳绳 1 min，再慢跳 30 s，如此交替。

③ 组合几个自重训练动作，每个动作 30 s，休息 20 s，5 ～ 6 个动作为 1 个组合，重复 4 ～ 6 个循环。比如开合跳、后勾腿跳等。

HIIT 训练是有氧与无氧组合运动的结果，其特点是短时高效，锻炼方式灵活，在家也能锻炼。HIIT 的燃脂效率是跑步的 2 ～ 3 倍，每次只需要 20 min 就能达到燃脂的目的，并且不会造成肌肉的损耗，适合比较忙碌、没有太多时间锻炼的人。

2. 居家运动

（1）八段锦

八段锦是源于北宋时期的一种传统健身运动，被誉为“千年长寿操”，对于那些运动时易膝盖疼或担心腰部受伤的人来说，不妨试试这套流传近千年的中式轻运动。

八段锦整套动作由 8 个动作组成，做完需 12 min。8 个动作各有侧重，能够促进全身气血循环、调理脏腑功能、增强体质健康、提升心理健康、延缓衰老。具体动作如图 12 所示，其功效见表 37。

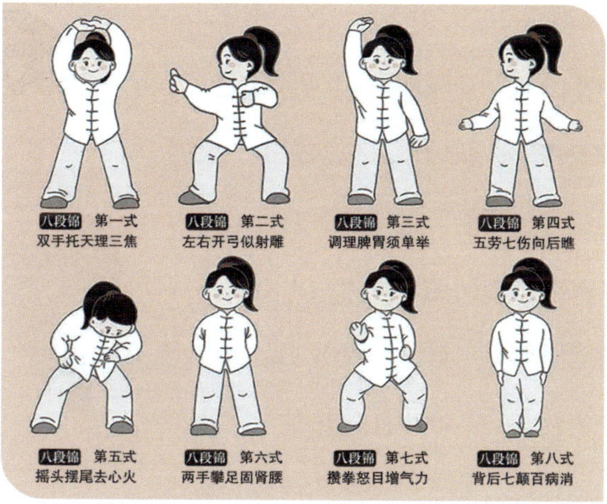

图 12　八段锦动作示意

表 37　八段锦不同动作的功效

八段锦动作分解	主要功效
双手托天理三焦	拉伸脊柱，改善含胸问题
左右开弓似射雕	强化胸背肌肉，打开肩关节
调理脾胃须单举	激活腹斜肌，调节消化系统
五劳七伤向后瞧	活动颈椎、胸椎，增强脊柱灵活性
摇头摆尾去心火	锻炼髋关节，强化下肢力量
两手攀足固肾腰	拉伸腰背筋膜，增强核心肌群力量
攒拳怒目增气力	刺激肝经，调节代谢性肥胖
背后七颠百病消	震动筋膜，激活休眠脂肪细胞

（2）深蹲

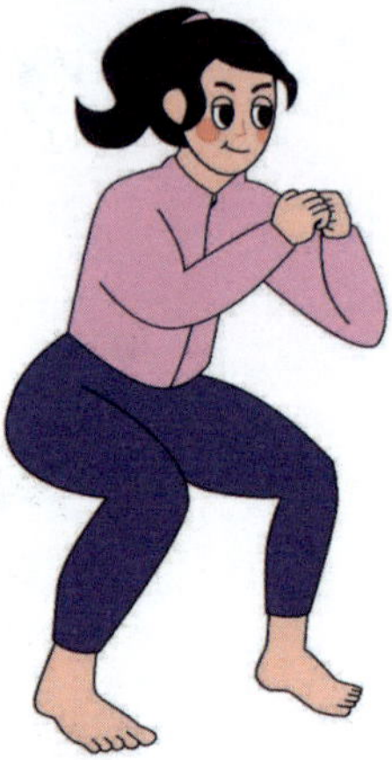

图 13　深蹲示意图

深蹲（图 13）是一项经典的力量训练动作，不仅能有效锻炼下肢肌肉群，包括臀部、股四头肌和腘绳肌等，还能通过增加肌肉量来助力体重控制，改善肥胖问题。作为一种力量训练动作，深蹲能增加肌肉量。每增加 1 kg 肌肉，每天能额外消耗 30 ～ 50 kcal 的热量。因此，坚持进行深蹲训练，随着肌肉量的增加，基础代谢率也会相应提高，意味着身体每天能消耗更多的热量，从而可以更好地控制体重、改善肥胖问题。

学习正确的深蹲姿势，需牢记以下标准：

①双脚打开与肩同宽，脚尖略微向外分开 15° ～ 30° ，以符合膝关节生理轨迹。初学者可先徒手进行，双手叉腰或置于身体前方以保持平衡。

②下蹲过程中，腰背要保持挺直，躯干直立，胸部挺起，核心肌群收紧，避免弯腰驼背或过度反弓，这是维持身体稳定性的关键，也能减轻腰椎压力。

③下蹲时，膝盖应与脚尖方向一致，随着臀部移动自然弯曲，避免内扣或过度外翻，防止膝关节受力异常。

④臀部向后下方坐，仿佛要坐到身后的椅子上，直至大腿与地面平行（此时大腿和小腿角度约为 90°），或根据个人能力略低于此位置，之后再恢复站姿。

呼吸要与动作配合，下蹲时吸气，起身时呼气，保持均匀呼吸，切勿憋气，以免增加心血管负担。起身时主要依靠腿部肌肉发力，保持动作缓慢、有控制，不借助惯性。

对于初学者，建议每组重复 15 次，完成 5～6 组，2～3 天锻炼 1 次。坚持 2～3 周，待动作熟练后可尝试加入负荷，如杠铃、哑铃等。不过，若存在膝关节损伤、腰部损伤等问题，须在专业人士指导下进行，或选择替代动作。

需要避免的常见错误有：腰部弯曲或过度反弓，膝盖超过脚尖过多，重心前移导致身体前倾等，这些都可能增加受伤风险。掌握正确的深蹲方法，才能在保证安全的前提下，充分发挥其锻炼价值。

3. 户外运动

户外运动形式丰富，比如快走、跑步、骑行、爬山、徒步等，这些运动大多属于有氧运动，能直接消耗热量。在户外运动时，阳光照射有助于身体合成维生素 D，而维生素 D 与代谢调节密切相关。另外，新鲜空气和自然环境还能改善睡眠质量，优质的睡眠可维持正常的激素平衡（如瘦素、饥饿素），避免因激素紊乱导致的食欲亢进，辅助控制热量摄入。自然环境的变化能减少运动的枯燥感，比如在公园徒步或沿湖骑行时，景色的切换会分散运动者对疲劳的注意力，相比室内单一环境，人们更愿意参与户外运动，而减脂的关键就在于持续性。部分户外运动还能兼顾力量训练。比如爬山时下肢肌肉持续发力，徒步时核心肌群为维持平衡不断工作，这些都能增加肌肉量，而肌肉量的提升会让基础代谢率上升，即使在休息时也能消耗更多热量。

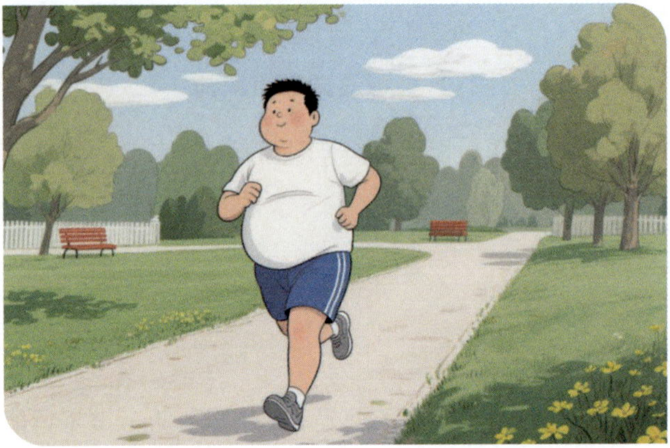

可以选择以下几种户外运动：

（1）健步走

选择餐后 0.5 ～ 1 h，健步走 30 ～ 45 min，每周 5 次。健步走不是遛弯，要求大步快走，步幅达到身高的一半，步频最好达到 120 次 / min。要注意走步姿势，抬头挺胸，两侧手臂前后有力度地摆动，带动身体向前，使呼吸和心跳加快，轻微出汗，达到中等强度有氧运动的状态。

（2）慢跑

有一定锻炼基础、体能较好的人可以选择慢跑。慢跑对于提高身体代谢水平，提高心肺功能效果显著。选择适合自己的慢跑强度，不要求速度很快，坚持 30 ～ 45 min，身体微微出汗为宜。

（3）骑行

骑行对于膝关节压力较小，非常适合肥胖人群。骑行时达到呼吸心跳加快，微微出汗，稍累，能够说话，但不能唱歌的程度即可。需要注意的是，外出骑行要提前关注天气，不要选择湿滑路段，也不要骑行时间过长。

打卡手账

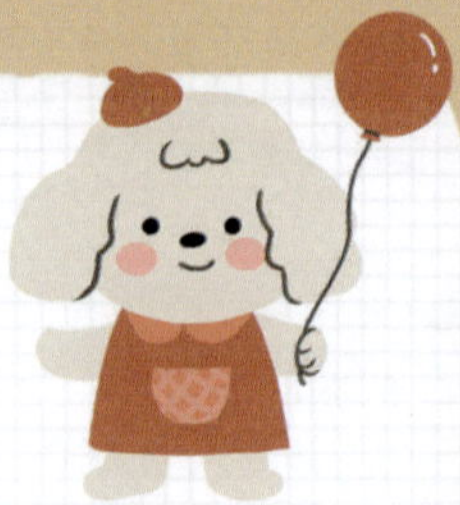

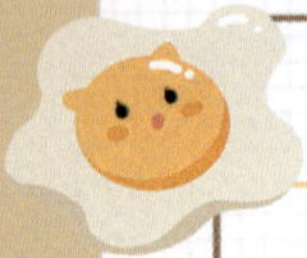

附录

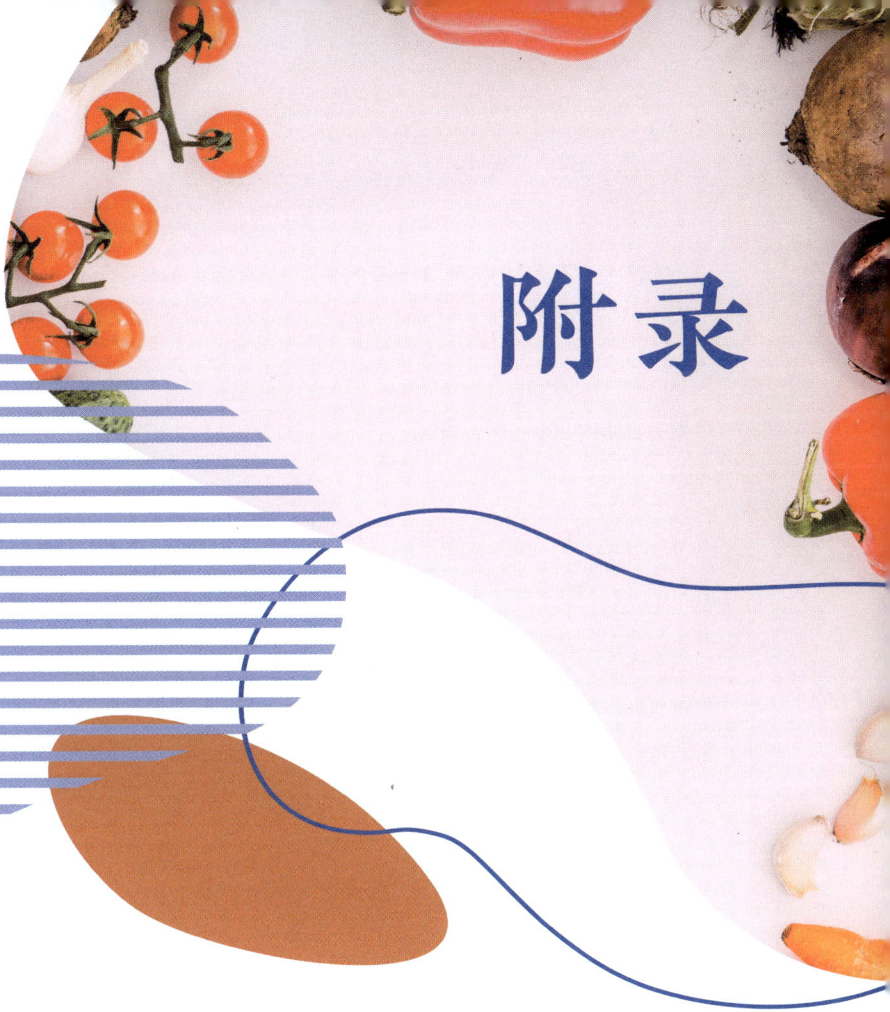

附表 1　不同能量需求推荐的食物摄入量（单位：g/d）

食物种类	1 400 kcal	1 600 kcal	1 800 kcal	2 000 kcal	2 200 kcal
谷类	150	200	250	275	300
薯类	120	120	120	120	120
大豆类	25	25	25	30	50
蔬菜	500	500	500	500	500
水果	100	100	100	200	250
肉类	25	50	50	50	50
乳类	300	300	300	300	300
蛋类	50	50	50	50	50
水产品	50	50	50	50	75
烹调油	20	20	25	25	25
食盐	5	5	5	5	5

附表 2　常见食物（100 g 可食部）的能量、蛋白质、钾、钙含量

食物名称	能量 / kcal	蛋白质 / g	钾 / mg	钙 / mg
大米	346	7.4	103	13
小米	358	9.0	284	41
猪肉（瘦）	143	20.3	305	6
牛肉（瘦）	106	20.2	284	9
牛肉干	550	45.6	51	43
羊肉（瘦）	118	20.5	403	9

（续表）

食物名称	能量 / kcal	蛋白质 / g	钾 / mg	钙 / mg
猪肝	129	19.3	235	6
鸡蛋	138	12.7	98	48
鸭蛋	180	12.6	135	62
牛奶	54	3.0	109	104
酸奶	72	2.5	150	118
草鱼	112	16.6	312	38
带鱼	127	17.7	280	28
对虾	93	18.6	215	62
虾皮	153	30.7	617	991
香蕉	93	1.4	256	7
牛油果	171	2.0	599	11
黑芝麻	559	19.1	358	780

附表 3　常见食物（100 g 可食部）的脂肪、饱和脂肪酸含量（单位：mg）

食物名称	脂肪含量	饱和脂肪酸	食物名称	脂肪含量	饱和脂肪酸
黄油	98	52.0	猪大肠	18.7	7.7
奶油	97	42.8	猪舌	18.1	6.2
猪肉（肥）	88.6	10.8	鹅蛋	15.6	4.5
香肠	40.7	14.8	羊肉（肥瘦）	14.1	6.2
北京烤鸭	38.4	12.7	鸭蛋	13.0	3.8

（续表）

食物名称	脂肪含量	饱和脂肪酸	食物名称	脂肪含量	饱和脂肪酸
鸭蛋黄	33.8	7.8	酱牛肉	11.9	5.5
鸡蛋黄	28.2	6.3	鸡蛋（红皮）	11.1	3.3
猪肉（后肘）	28	9.4	鹌鹑蛋	11.1	4.1
鹅	19.9	5.5	扒鸡	11.0	3.3
鸭	19.7	5.6	羊脑	10.7	2.3
鸭舌	19.7	3.5	火腿肠	10.4	3.8
猪蹄	18.8	6.3	羊肉串（烤）	10.3	4.0

附表 4　常见食物（100 g 可食部）的胆固醇含量（单位：mg）

食物名称	胆固醇含量	食物名称	胆固醇含量
猪脑	2 571	河蟹	267
鹅蛋黄	1 696	鲍鱼	242
鸭蛋黄	1 576	河虾	240
鸡蛋黄	1 510	猪蹄	192
猪肝	1 017	基围虾	181
鹅蛋	704	猪大排	165
鸡蛋	585	猪肚	165
鸭蛋	565	蛤蜊	156
鸡肝	356	猪小排	146
猪肾	354	扇贝（鲜）	140

（续表）

食物名称	胆固醇含量	食物名称	胆固醇含量
羊肝	349	猪大肠	137
鸭肝	341	鲫鱼	130
猪皮	304	海蟹	125
黄油	296	羊肚	124

附表 5　富含铁的食物（100 g 可食部）及含量（单位：mg）

食物名称	铁含量	食物名称	铁含量	食物名称	铁含量
猪肝	22.6	鸡肝	12.0	羊肝	7.5
牛肝	6.6	瘦猪肉	3.0	鸭血（白鸭）	30.5
虾米（海米）	11.0	黑木耳（干）	97.4	黄豆	8.2

附表 6　富含维生素 C 的食物（100 g 可食部）及含量（单位：mg）

蔬菜类	维生素 C 含量	水果类	维生素 C 含量
小红辣椒	144	酸枣	900
芥蓝	76	鲜枣	243
甜椒	72	冬枣	243
豌豆苗	67	草莓	47
羽衣甘蓝	63	香蕉	43
菜花	61	芒果	41

（续表）

蔬菜类	维生素 C 含量	水果类	维生素 C 含量
苦瓜	56	荔枝	35
西蓝花	51	金桔	35
香椿	40	橙	33
豆角	39	柿	30
油菜	36	柑桔	28
菠菜	32	葡萄	25
小白菜	28	柚子	23
韭菜	24	柠檬	22

附表 7　富含维生素 B_1 的食物（100 g 可食部）及含量（单位：mg）

食物名称	维生素 B_1 含量	食物名称	维生素 B_1 含量
小麦胚粉	3.50	玉米（白，干）	0.27
葵花子仁	1.89	紫菜（干）	0.27
榛子（干）	0.62	玉米面（黄）	0.26
豌豆	0.49	绿豆	0.25
开心果（熟）	0.45	南瓜子仁	0.23
黄豆（大豆）	0.41	黑豆	0.20
松子（生）	0.41	松子仁	0.19
黑米	0.33	鸭蛋	0.17
小米	0.33	玉米（鲜）	0.16

（续表）

食物名称	维生素 B_1 含量	食物名称	维生素 B_1 含量
豆腐皮	0.31	大麦茶	0.16
蚕豆	0.37	毛豆[青豆，菜用大豆]	0.15
荞麦	0.28	鸡蛋	0.11

附表 8　富含维生素 B_2 的食物（100 g 可食部）及含量（单位：mg）

食物名称	维生素 B_2 含量	食物名称	维生素 B_2 含量
猪肝	2.08	鸭蛋	0.35
杏仁（大）	1.82	黑豆（黑大豆）	0.33
猪肾	1.14	鸡蛋	0.27
鸡肝	1.10	牛肉干	0.26
蘑菇（干）	1.10	葵花子仁（炒）	0.26
紫菜（干）	1.02	银耳（干）	0.25
黄鳝	0.98	猪肉（腿）	0.24
海苔	0.93	黄豆（大豆）	0.20
杏仁	0.56	羽衣甘蓝	0.18
扁豆	0.45	荞麦	0.16
蘑菇（鲜蘑）	0.35	海带	0.15

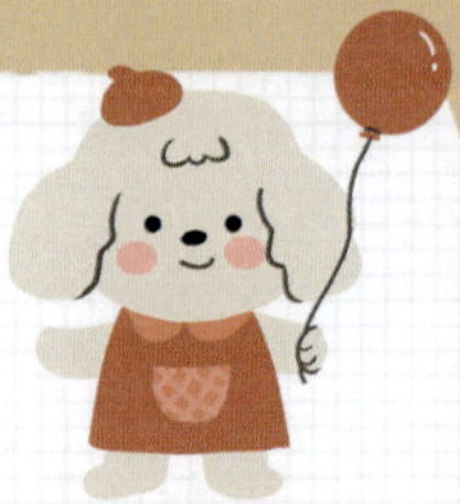

打卡手账

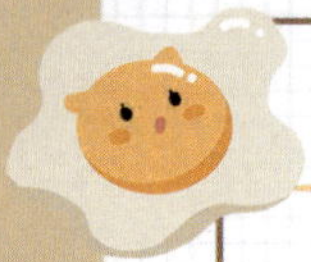